PRIX : 75 C.

DE LA CONSTIPATION, DES MAUVAISES DIGESTIONS, ETC.

NOUVELLE MÉTHODE (OU MOYEN NATUREL) CURATIVE, PRÉSERVATIVE ET FORTIFIANTE (SIMPLE ET AGRÉABLE), BASÉE SUR L'ALIMENTATION, SPÉCIALEMENT APPLICABLE AUX MALADIES DES VOIES DIGESTIVES,

ET CONFIRMÉE

PAR UN TRÈS GRAND NOMBRE DE CERTIFICATS ET ATTESTATIONS DE CHIMISTES ET MÉDECINS CÉLÈBRES, ET D'AUTRES PERSONNES DE DISTINCTION DE NATIONS DIVERSES.

25ME ÉDITION.

Ouvrage entièrement refait.

1849.

Cet ouvrage se vend chez tous les libraires de Paris et des départements, et à la Maison Warton, à Paris, rue Richelieu, n° 68 *(lieu de sa publication)*. au prix de 75 c. Pour recevoir l'ouvrage, *franco*, par la poste, il faut envoyer à la Maison Warton le prix de 1 fr. ou un bon sur la poste, affranchi ; elle l'expédie toujours par le premier courrier.

L'*Ervalenta* arrive au public seulement par la voie de la Maison WARTON, à Paris, rue Richelieu, n. 68. Chaque paquet pesant *quatre* kilogrammes, revêtu de la signature et du cachet de cette Maison, se vend au prix de 12 fr. 50 c. Le paquet contient *des Instructions pour l'Emploi de l'Ervalenta.* Pour la forme de la signature et du cachet, voir l'Appendice de ce livre, section II.

Les paquets d'Ervalenta sont de *quatre* kilogrammes, parce que le consommateur ne pourrait juger convenablement de l'effet salutaire que cette substance est destinée à produire sur lui si les paquets contenaient moins.

Pour chaque paquet d'Ervalenta qui doit être envoyé par les Messageries, il faut ajouter au prix de 12 fr. 50 c. la somme de 75 cent. pour la caisse d'emballage. La caisse est nécessaire pour empêcher que l'Ervalenta ne soit endommagé en route.

L'envoi de l'argent de la province à Paris, se fait soit par un billet à présentation sur une maison de Paris, soit par un bon sur la poste, soit par remboursement (*franco*) *par les Messageries* (voir la page 4 de cette couverture). La commande contenant le billet ou le bon doit être affranchie.

La *Mélasse Warton* arrive au public comme l'Ervalenta, seulement par la voie de la Maison WARTON. Chaque bouteille, revêtue de la signature et du cachet de cette Maison, contient trois kilogrammes et se vend 7 fr. 50 c. *plus* 75 c. pour la bouteille, et si la Mélasse doit être envoyée par les Messageries, 75 c. en sus pour la caisse d'emballage. Pour se procurer cette Mélasse véritable, il faut faire grande attention à la signature et au cachet dont les bouteilles sont revêtues. (Voir l'*Appendice* cité.)

Les bouteilles de Mélasse sont de trois kilogrammes, parce que le consommateur ne pourrait pas juger convenablement de l'effet salutaire que cette substance est destinée à produire sur lui, si les bouteilles contenaient moins.

Nous ne recouvrons pas par remboursement pour la Mélasse, si l'on n'en commande au moins *deux* bouteilles, ou si l'on ne demande de l'Ervalenta en même temps.

La lettre contenant la demande et le billet ou le bon doit être *affranchie.*

On peut se procurer les paquets d'Ervalenta et les bouteilles de Mélasse Warton chez tous les libraires de Paris et des départements, et à moins de frais, si l'on demeure en province, qu'en s'adressant directement à la Maison War.on, à Paris.

Cependant il est important ici de faire observer que la remise que nous

DE LA

CONSTIPATION,

DES

MAUVAISES DIGESTIONS, ETC.

Paris. — Imp. de Mme SMITH, rue Fontaine-au-Roi, 14 ter.

DE LA

CONSTIPATION,

DES MAUVAISES DIGESTIONS, ETC.

NOUVELLE MÉTHODE

(OU MOYEN NATUREL)

CURATIVE, PRÉSERVATIVE ET FORTIFIANTE

(SIMPLE ET AGRÉABLE),

BASÉE

SUR L'ALIMENTATION,

SPÉCIALEMENT APPLICABLE

AUX MALADIES DES VOIES DIGESTIVES,

ET CONFIRMÉE

PAR UN TRÈS GRAND NOMBRE DE CERTIFICATS ET ATTESTATIONS DE CHIMISTES ET MÉDECINS CÉLÈBRES, ET D'AUTRES PERSONNES DE DISTINCTION DE NATIONS DIVERSES.

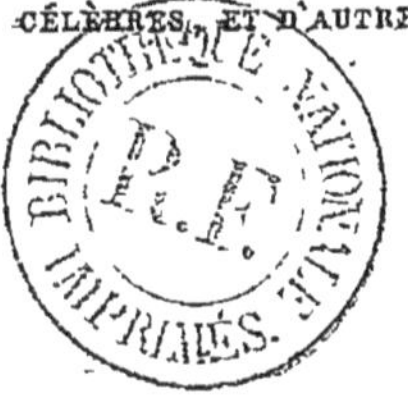

25me ÉDITION.

Ouvrage entièrement refait.

PARIS,

A LA MAISON WARTON, RUE RICHELIEU, 68.

LONDRES,

9, St-MARTIN'S PLACE, CHARING CROSS.

1849

NOUVELLE MÉTHODE, ETC.

La *Méthode Curative, Préservative et Fortifiante, basée sur l'Alimentation,* s'écarte à tous égards de ces systèmes douteux et incertains qui cherchent à se répandre avant d'avoir été confirmés par un nombre suffisant d'observations. La *Méthode Alimentaire* n'en est pas à son début, elle a d'abord été soumise à des essais rigoureux, puis elle s'est propagée par sa propre puissance, et maintenant qu'elle est sanctionnée par *un très grand nombre de guérisons* opérées tant en France qu'en Angleterre, etc., elle vient prendre le rang que lui méritent et que lui assurent les services qu'elle a déjà rendus.

Nous ne chercherons à faire prévaloir cette Méthode ni par la théorie ni par le raisonnement, mais bien par l'observation et l'expérience, ces deux flambeaux des connaissances *positives.* Cependant, avant de mettre sous les yeux du lecteur les nombreuses preuves de l'efficacité de la Méthode alimentaire, nous indiquerons les principes sur lesquels elle repose.

La *Méthode Alimentaire* diffère des autres systèmes et

par ses principes et par ses moyens. Que l'on n'aille pas croire, d'après ces premiers mots, que c'est un bouleversement des idées reçues jusqu'à ce jour : non, c'est tout simplement une coordination de tous les travaux physiologiques, pathologiques et chimiques qui, dans ces derniers temps, ont si considérablement avancé la connaissance des phénomènes de la vie. Ces documents scientifiques, aussi nombreux que profonds, en déterminant nettement les diverses fonctions organiques, ont tous fait ressortir l'importance de la nutrition pour le maintien de la santé. La fonction digestive est le pivot de la vie; chacun le sent, la science le confirme; aussi, parmi les causes déterminantes des maladies, les pathologistes placent-ils en première ligne le trouble des digestions. Si l'on considère en effet l'influence de la digestion sur les autres fonctions, on ne tarde pas à reconnaître que son dérangement ne manque pas d'amener des altérations du sang et des sécrétions, des maladies organiques et des troubles dans les différentes fonctions du corps. En réfléchissant à toutes les affections dont la mauvaise digestion est la cause, ou sur lesquelles elle réagit puissamment, on ne pourra que s'étonner qu'on ne lui ait point porté plus d'attention jusqu'à présent dans le traitement des maladies, et l'on conviendra que la fonction digestive mérite à juste titre de servir de base à une *Méthode Curative, Préservative et Fortifiante.*

Les moyens de cette Méthode sont en harmonie avec ses principes : des aliments doués de la propriété de régulariser les fonctions digestives et de fortifier l'organisme, voilà toutes les armes qu'elle emploie.

Le système alimentaire est exempt d'obstacles dans son application, et l'on ne pourra lui reprocher le moindre inconvénient.

Nous aurions voulu garder le silence sur la puissance curative de cette méthode, car on se fera une meilleure idée de son étendue par la lecture des attestations des guérisons qu'elle a opérées ; mais nous croyons cependant devoir exprimer notre opinion à cet égard. Nous ne considérons, nous, la Méthode Alimentaire ni comme cette panacée tant recherchée par les alchimistes, ni comme un spécifique de toutes les maladies ; mais nous soutenons, et cela est confirmé par des preuves irrécusables, fournies dans les guérisons, que nos moyens constituent un remède générique capable de guérir ou d'amender le plus grand nombre de maladies, et principalement celles qui ont leur siége dans les organes digestifs, ou qui en dépendent.

Cependant il ne faut pas croire que ce traitement puisse, en très peu de jours, guérir une maladie qui a plusieurs années de date. Les eaux sulfureuses naturelles agissent merveilleusement dans les maladies de la peau, les rhumatismes et autres douleurs ; les eaux de Vichy ne sont pas moins efficaces pour les maladies de la vessie; mais les effets de ces eaux ne commencent à se manifester qu'après un usage de 10 à 15 jours. Le Traitement Alimentaire aussi opère ses guérisons presque insensiblement, petit à petit, un peu tous les jours, mais il les opère sûrement.

Ce mode d'action, si différent de celui des médicaments proprement dits, nous engage à prévenir les lecteurs que la plénitude du succès de cette Méthode repose et sur l'observation fidèle de ce qu'elle prescrit, et sur la persévérance : par conséquent, ceux qui voudraient exiger que l'effet curatif fût évident dès le premier jour, et ceux qui ne voudraient pas suivre les prescriptions indiquées, peuvent se dispenser de commencer le traitement; il n'y a de succès assuré que pour ceux qui suivront tous les préceptes; et ils sont trop simples et trop faciles pour que l'on doive avoir la moindre répugnance à s'y soumettre.

Nous allons maintenant, pour faire bien apprécier toute l'importance de la Méthode Alimentaire, exposer succinctement l'importance de la fonction digestive, énumérer les principales maladies des organes de la digestion, démontrer les conséquences fâcheuses qui en résultent, et l'insuffisance des traitements qu'on leur avait ordinairement opposés jusqu'à présent.

NOUVELLE MÉTHODE, ETC.

CHAPITRE I.

Importance de la Fonction Digestive.

Toutes les autres fonctions du corps humain sont sous la dépendance plus ou moins immédiate de la fonction *nutritive.* Cette fonction a pour but, comme son nom l'indique, de nourrir, de raviver tous nos organes, c'est-à-dire d'entretenir leurs forces et de réparer leurs pertes : cela dit assez combien la fonction de nutrition est importante et nécessaire.

Les aliments ne sont véritablement nutritifs qu'après avoir été élaborés dans l'appareil digestif. Cet appareil se compose de plusieurs organes : la bouche et les dents pour la mastication ; la langue, le pharynx et l'œsophage pour la déglutition ; l'estomac et les intestins pour la digestion proprement dite, ou opération qui rend les aliments miscibles et assimilables. Ces deux derniers organes doivent donc être regardés comme les plus essentiels de la vie organique, puisque c'est à travers leur tissu que passe l'élément nutritif des aliments pour se répandre dans l'économie animale, pendant qu'ils retiennent les parties inertes ou inutiles pour les rejeter dans la défécation.

L'estomac et les intestins sont donc, à cause de leurs fonctions, entre les organes qui ont le plus de rapport avec tous les autres organes de notre économie. Quand ils exercent facilement leurs fonctions, nous éprouvons du bien-être, nous nous sentons heureux ; tandis qu'une mauvaise digestion suffit pour nous prédisposer à l'impatience, et pour nous rendre tristes et même hypochondriaques. L'importance de ces organes nous fait assez voir que ce sont ceux qu'en général il importe le plus de soigner, tant en santé qu'en maladie, et c'est ce qui porte l'hygiéniste Thouvenel à dire : *Sans de bonnes digestions, vous ne pouvez espérer ni plaisirs, ni bonheur dans la vie.*

Cependant, rien n'est plus rare que de prêter quelque attention à la marche des digestions, et cela, sans qu'on se doute des suites fâcheuses de cette négligence. Objectera-t-on que les animaux n'apportent aucun raisonnement dans leur alimentation et qu'ils ne s'en portent que mieux? Une pareille objection ne serait pas juste : les animaux ont un instinct qui leur sert de raison, et ce qui le prouve, entre autre chose, c'est que l'homme ne reconnaît les plantes vénéneuses que quand on lui a appris à les distinguer, tandis que les animaux broutent les herbes qui sont autour, et ne touchent pas aux plantes malfaisantes. Le chien se fait son propre médecin dès qu'il se sent incommodé. Puisque l'homme n'a pas pour guide l'instinct des animaux, et qu'il possède de plus la raison et l'intelligence, il est de son devoir de faire intervenir ces deux nobles facultés dans l'exécution de tous les actes de la vie. Et si l'on apportait un peu d'attention à la marche des organes digestifs, certainement le nombre des malades serait comparativement restreint; au lieu que la négligence de la fonction digestive rend les maladies bien plns nombreuses et plus persistantes.

Pour nous avertir de l'état des digestions, la nature nous a donné une indication semblable aux indications du thermomètre pour les degrès de température, du baromètre pour la pression atmosphérique, du pendule pour mesurer le temps. Cette indication est dans l'état des évacuations alvines.

Quand on jouit d'une santé parfaite, quand les digestions suivent une marche normale, quand les aliments sont bien élaborés dans l'estomac, et qu'ils traversent le tube intestinal pour être épuisés de leur matière assimilable, le résidu excrémentitiel ne séjourne pas trop longtemps dans le gros intestin, il est homogène, bien moulé, d'une consistance molle, n'exige pas de grands efforts pour son évacuation, n'irrite ni le rectum ni l'anus, et ne provoque pas d'hémorroïdes. De plus, comme le dit le docteur Besuchet, « les selles dans l'état de santé et de bonne digestion doivent avoir fort peu d'odeur. »

Si les selles présentent des caractères différents de ceux que nous venons d'indiquer, il doit exister une altération quelconque des organes digestifs. Mais malheureusement on éprouve des changements assez considérables et continués sans y faire attention, surtout quand ils ne provoquent pas de douleur; on les néglige, la maladie s'aggrave peu à peu, et finit par constituer une de ces maladies chroniques qu'il est si difficile de guérir, et qu'il eût été si facile de prévenir.

Parmi les dérangements des évacuations alvines, l'un des plus graves est l'accumulation des fèces dans l'intestin : on l'appelle CONSTIPATION. L'accumulation des excréments échauffe les intestins ; cette irritation, en déterminant une augmentation de chaleur locale, dessèche les matières fécales, et augmente tellement les difficultés de leur expulsion, que l'on est presque toujours obligé de recourir aux lavements, aux bains, ou aux purgatifs, moyens qui finissent par ne plus produire aucun résultat et par aggraver la maladie. Ce ne sont pas encore là les seules conséquences de la constipation. Les intestins influent sur l'estomac et sympathisent avec lui, et quand les intestins sont malades, l'estomac ne tarde pas à le devenir : aussi, dans les cas de constipation, la nutrition n'est pas ordinairement suffisante, et la constitution de l'individu en souffre plus ou moins. D'autres fois, la digestion stomacale continue à se bien faire ; mais, dans ce cas, la quantité de matières assimilées est chaque jour plus considérable que ce que l'on perd par les sécrétions ; il en résulte un état qu'on appelle vulgairement *excès de santé*, et qui est une tendance à la pléthore, aux inflammations, à l'apoplexie.

Quand le dérangement des intestins constitue le *dévoiement* ou la *dyssenterie*, il est impossible de ne pas s'en apercevoir ; car les douleurs qu'elles occasionnent, et le nombre de fois qu'elles forcent à visiter la garde-robe, engagent les malades à se soigner dès le premier jour. Mais il n'en est pas de même quand les évacuations ne sont qu'un peu plus molles, plus copieuses, ou plus répétées que dans l'état normal. Dans ces cas cependant, les conséquences peuvent être graves. Dès que les matières persistent à être plus molles qu'à l'ordinaire, c'est-à-dire à avoir une consistance de pulpe ou de bouillie, sans être moulées, c'est une preuve que les aliments sont expulsés sans avoir été entièrement épuisés par les forces digestives ; ce qui fait que, bien que l'individu conserve son appétit, bien qu'il mange beaucoup, sa constitution ne manque pas de s'affaiblir, puisqu'il ne profite qu'en partie de l'élément nutritif des aliments qu'il consomme, et que la quantité de matière assimilée n'est plus suffisante pour réparer les pertes journalières.

Nous attachons tant d'importance à la nature et à la consistance des évacuations alvines, parce que ces changements de forme et d'aspect des excréments sont des indications non équivoque d'une perturbation dans l'état et la marche des viscères abdominaux.

Parmi les autres caractères des dérangements des organes digestifs, nous signalerons : l'empâtement de la bouche, la langue chargée, les aigreurs d'estomac, le manque d'appétit, un sentiment de pesanteur et de douleur dans la région de l'estomac, des nausées, renvois ou éructations ; l'oppression, l'abattement, l'interruption du sommeil, etc., etc.

Nous ne saurions trop recommander de surveiller la marche des évacuations et de faire de temps en temps un retour sur soi-même, pour voir si l'on ne serait pas atteint de quelque indisposition habituelle des voies digestives. Nous réitérons cette recommandation, parce que, si l'on commence à supporter sans y faire attention une légère incommodité de cette espèce, on s'habitue à la tolérer, quoiqu'elle devienne plus grave, et l'on finit même par croire qu'elle fait partie de la constitution particulière. Or, l'on comprendra que ces indispositions, en prenant racine, nuisent nécessairement au tempérament, et ne doivent pas manquer d'occasionner des maladies qui, dans un grand nombre de cas, conduisent peu à peu vers le tombeau.

CHAPITRE II.

Citations des Ouvrages de quelques Médecins des plus éminents touchant les mauvaises conséquences d'un État maladif des Organes de la Digestion, et la nécessité de régulariser la Fonction digestive.

« L'état de *constipation* influe d'une manière bien fâcheuse sur la *digestion.* »

TOLLARD (1).

« La *moindre perturbation* dans les fonctions digestives amène le *trouble* et le *désordre* dans toutes les autres. »

BESUCHET (2). *Comparez le n°* (23).

---

(1) *Rapport sur le Travail du docteur Besuchet, sur la Gastrite*, p. 153.
(2) *Sur la Gastrite*, p. 79.

« Le retour de l'évacuation périodique ordinaire peut devenir irrégulier par différentes causes qui, jointes à la faculté que possèdent les gros intestins de se laisser distendre sans qu'il survienne aucun malaise, donne fréquemment lieu à l'accumulation progressive des fèces (*matières excrémentitielles*), d'où résultent l'interruption de l'action de l'estomac et de celle des intestins, et, par la suite, des affections *très-dangereuses.* »

James HAMILTON (3).

« Une conséquence immédiate de la constipation, c'est de mettre obstacle aux fonctions digestives, qui ne peuvent bien se faire qu'autant que le ventre est libre : lorsqu'il est paresseux, les intestins sont toujours remplis de résidus altérés, et les aliments sont mal élaborés ; ils séjournent plus longtemps dans chaque partie du tube digestif ; les organes se fatiguent, les tissus s'altèrent, et des désordres de plus en plus graves surviennent. Mais le résultat le plus immédiat et le plus fâcheux de la constipation, c'est une mauvaise nutrition, et cela ne peut être autrement, tout s'opposant à la digestion. En effet, des intestins paresseux, qui sont le siége d'une plénitude continuelle, ne peuvent contenir que des fluides viciés ; les fonctions de la muqueuse sont perverties ; au lieu de fournir de bons fluides qui favorisent la digestion et la formation de bons éléments nutritifs, elles ne fournissent que des mucosités glaireuses qui s'opposent à toute bonne élaboration. Sous de pareilles conditions, une bonne nutrition est impossible. »

SIGNORET (4).

« La constipation est la mère des maladies chroniques. »

KLEIN (5).

« Cet état des organes digestifs peut, je pense, développer la constitution strumeuse héréditaire, et amener la cachexie tuberculeuse (*phthisie pulmonaire*). » TODD (6).

---

(3) *On Purgative Medicines*, trad. de Lafisse, p. 20.

(4) *Exposition de la Médecine Purgative*, p. 300.

(5) *Médecin Interprête de la Nature.*

(6) Article *Indigestion* de l'*Encyclopedia of Practical Medicine.*

« De tous ces désordres des fonctions, celui qui réclame le plus notre attention, parce qu'ordinairement il se montre *un des premiers et donne lieu au développement des autres*, c'est le trouble des fonctions digestives. » CLARK (7).

« De toutes les maladies, la dyspepsie (*digestion pénible*) me paraît être la source *la plus fertile* des différentes cachexies (*états morbides du corps*) ; car *le bon état des viscères digestifs et l'accomplissement plein et entier de leurs fonctions,* sont indispensables à l'assimilation des aliments, et par conséquent à la *nutrition des organes.* » CLARK (8)

« La cachexie peut aussi provenir du dérangement des diverses fonctions sécrétoires et EXCRÉTOIRES, et, comme ce dérangement accompagne *le plus ordinairement* la dyspepsie (*digestion pénible*), il *augmente* encore son influence désastreuse. » CLARK (9).

« Les causes les plus puissantes des maladies sont celles qui troublent la nutrition du corps. » CLARK (10).

« Les maladies nerveuses dérivent le plus souvent, à mon avis, du système digestif. » HOPKINS (11).

« On doit aux observations de pratique la conviction absolue que la moitié des maladies chroniques chez les femmes, et chez les jeunes personnes surtout, dérive de la constipation. »
LE ROY-PELGAS (12). *Comparez le n°* (26).

« Quand les matières fécales sont évacuées *moins souvent* que l'âge de la personne ne l'exige, qu'elles sont *dures*, qu'elles n'ont plus leur *couleur* ni leur *odeur naturelles*, cela indique un dérangement de l'estomac et des intestins, et il est *à craindre* qu'il ne

---

(7) *Traité de la Consomption pulmonaire*, p. 24.

(8) Ouvrage cité, p. 217.

(9) Idem, p. 218.

(10) Idem, p. 223.

(11) *Considérations sur les Purgatifs*, p. 9.

(12) *Méthode Curative complète*, chap. XII, sect. 28 ou 29.

se déclare une maladie, *si même cela n'est pas encore arrivé;* car on ne doit pas croire que des organes d'une aussi haute importance dans l'économie animale, que l'estomac et les intestins, puissent être longtemps dans un état d'inaction, et la santé rester intacte. »

HAMILTON (13).

« Si nous considérons encore que les exhalations qui se font dans la cavité des intestins sont excrémentitielles, et que leurs produits étant retenus au-delà du temps convenable, subiront des changements et prendront une âcreté nuisible; si, de plus, nous examinons les rapports de sympathie que beaucoup d'organes de notre économie compliquée ont avec l'estomac et les intestins, nous reconnaîtrons nécessairement la grande influence que ceux-ci doivent avoir sur le *bien-être*, la *santé* et la VIE de l'individu. »

HAMILTON (14).

« On ne dit certainement rien de neuf en avançant que *l'embarras du canal intestinal nuit le plus souvent à la santé;* mais quand je dis que cet état accompagne et aggrave les autres symptômes de fièvres, et qu'il est *la cause prochaine de certains désordres qui surviennent chez les enfants et les jeunes gens*, je sais que j'avance des opinions en grande partie nouvelles; j'espère cependant qu'elles paraîtront également raisonnables au médecin qui aura lu ce qui suit, car j'ai reconnu que la régularité des évacuations alvines a une grande part dans la médecine prophylactique (*hygiénique*), et nous indique la nécessité de conseiller *à ceux qui veulent conserver leur santé*, ou *la rétablir quand elle est altérée*, de faire beaucoup d'attention à cette circonstance. »

HAMILTON (15).

« On a encore pensé qu'*une évacuation tous les jours n'était pas nécessaire*, parce que, dans beaucoup de cas, on prend peu de nourriture, et que, par conséquent, on ne doit pas compter sur des évacuations alvines régulières, qui sont d'ailleurs inutiles. Les

---

(13) *On purgative Medecines*, p. 21.
(14) Ouvrage cité, p. 22.
(15) Idem, p. 24.

résidus des aliments, ne pouvant servir à la nutrition, font certainement partie des matières fécales. Cependant les sécrétions abondantes de divers organes, et l'exhalation des fluides excrémentitiels que les intestins reçoivent dans leur intérieur, constituent essentiellement une grande partie de la masse des fèces qui s'y déposent. Ainsi, tant que les fluides excrémentitiels sont fournis, que la circulation se soutient, et que les sécrétions ont lieu, il est aussi aisé de comprendre comment ces matières se forment sans le secours d'une nourriture solide, que *de reconnaître l'importance de leur évacuation journalière.* » HAMILTON (16).

Nota. C'est une erreur, à la fois très commune et très grave, de croire que les matières excrémentitielles proviennent seulement des aliments ; elles proviennent aussi des fluides sécrétés par le foie, la rate, le pancréas et les nombreuses glandes des intestins. Ces fluides, d'après le vœu de la nature, doivent être portés au dehors, pour que la santé ne soit pas gravement compromise.

« C'est la constipation qui produit l'odeur stercorale de l'haleine et le désordre de l'estomac, qui déprave l'appétit et trouble la digestion. La nutrition ne peut alors s'accomplir d'une manière suffisante; il en résulte de la pâleur, le relâchement et la flaccidité des tissus, *le dépérissement*, la langueur, la faiblesse, *la suspension de toutes les excrétions*, des épanchements séreux, l'hydropisie, et *la mort.* » HAMILTON (17).

« *La vie et la santé* ne peuvent se maintenir sans qu'il y ait continuellement *apport* de nouvelles molécules et *départ* des molécules anciennes. Sans cesse en action, *les forces vitales et les forces générales* se contre-balancent constamment, et *le degré de vie* est proportionné au degré de supériorité des premières sur les secondes. » DE BLAINVILLE (18).

« Si nous ne pouvons exister sans que les parties nutritives des aliments soient fréquemment assimilées à notre propre substance;

---

(16) Ouvrage cité, p. 29.

(17) Idem, p. 76.

(18) *Principes d'Anatomie comparée.*

l'entretien de la santé n'exige pas moins impérieusement que nos organes portent au dehors tout ce qui leur est étranger. Pour que l'avantage soit du côté des forces vitales dans cette espèce de lutte entre elles et les forces générales ou physiques, il faut que *celles-ci ne ralentissent aucune des fonctions* (des forces vitales) *dont la réunion constitue la vie*. Ainsi, lorsque les fèces séjournent dans les intestins au-delà du temps convenable, elles agissent d'une manière fâcheuse par leur *poids* et par la *pression* qu'elles exercent sur les parois intestinales. » LAFISSE (19).

« Si l'on réfléchit ensuite sur les qualités nuisibles que les matières excrémentitielles doivent acquérir par l'effet même du *retard* qu'éprouve leur évacuation, l'on sentira la nécessité de prévenir ce retard, ou d'en combattre les effets quand il a eu lieu. »

LAFISSE (20).

« On conçoit combien il est essentiel que les intestins ne soient jamais troublés dans l'exercice de leurs fonctions par le *séjour* de résidus alimentaires qui, ne pouvant servir à la nutrition, doivent être considérés comme de *véritables corps étrangers*. L'état de gêne que l'accumulation de ces matières produit dans les organes digestifs (c'est-à-dire l'*estomac* et les *intestins*), et qui s'étend des uns aux autres, suspend ou diminue l'action de ces organes. L'estomac et les intestins tombent ainsi dans un état d'inertie. Mais ce n'est pas seulement l'abdomen (*ce qui comprend l'estomac, les intestins, etc.*) qui présente alors des lésions de fonctions. Le retard qu'éprouvent la *circulation* et les *sécrétions dans cette partie du corps* rend ces mêmes fonctions *trop* actives dans la *poitrine* et dans la *tête*. Les organes digestifs réagissent encore d'une manière sympathique sur les *poumons* et sur le *cerveau;* c'est ainsi qu'on peut expliquer l'*oppression* et la *céphalagie gravative* (mal de tête) qui accompagnent si souvent une constipation opiniâtre. » LAFISSE (21).

---

(19) Préface de la traduction de Hamilton, *On Purgative Medicines*, par Lafisse.

(20) Préface citée.

(21) Idem.

« Les recherches particulières que M. le docteur Broussais a faites sur les *inflammations du tube digestif*, ont eu des résultats utiles, sans doute, en inspirant aux médecins d'étudier un genre d'affections qui doit tenir une place importante dans nos cadres nosologiques; mais des disciples ardents ont trop étendu les conséquences des travaux de leur professeur. Ils ont bien souvent attribué à la *flegmasie*, ou à ce qu'ils appellent *irritation*, des affections purement dépendantes de la *diminution* des facultés digestives et de l'*accumulation*, soit des fèces, soit des fluides abondants qui lubréfient la surface intestinale. Tel est le système d'après lequel on a prodigué les sangsues, et l'on a négligé l'usage des purgatifs considérés comme *évacuants*. Or, ces deux circonstances, *l'inertie du canal intestinal et l'accumulation des fèces*, étant beaucoup plus communes que l'état inflammatoire des organes digestifs, on a vainement combattu l'embarras intestinal par des émissions sanguines, et l'on n'a pas même tenté le moyen de guérison le plus efficace. »

LAFISSE (22)

« Il n'y a donc point de paradoxe à dire que la moindre perturbation dans les fonctions digestives amène le trouble et le désordre dans toutes les autres; cela est surtout rigoureusement vrai pour les viscères contenus dans la capacité de l'abdomen. »

BESUCHET (23).

« Si la digestion se fait mal, elle produit le mauvais chile; les sucs réparateurs ne distribuent plus le baume de vie dans toutes les parties de notre individu, et la machine ne tarde pas à se détraquer. On peut donc dire avec vérité que la digestion est la base de la santé humaine, et que souvent on se trompe en ne voyant dans l'affection d'un organe, en apparence sans connexité avec les voies digestives qu'un fait isolé; il m'est arrivé plus d'une fois de répondre à des demandes de consultations pour des affections chroniques du cœur, des poumons, etc., etc., par des questions propres à m'éclairer sur l'état des organes de la digestion, et de découvrir par des réponses que ce que l'on prenait pour une affection *essen-*

(22) Préface citée.

(23) *Sur la Gastrite*, p. 79.

tielle ou *organique* de tel ou tel viscère, ne provenait que de l'altération des fonctions digestives. » BESUCHET (24).

« La constipation, ou ventre paresseux, a pour *cause* la chaleur des humeurs, ou la *sérosité* rassemblée sur le canal intestinal vers sa partie inférieure; la *fluxion* durcit ce canal et le rend *incapable* de l'expulsion des déjections journalières. Cette chaleur produit un effet tout naturel, c'est-à-dire, celui de dessécher les matières fécales, et de les cuire souvent en forme de masse dure; alors ce dessèchement, cette cuisson, devient une deuxième cause de resserrement, et, par sa réunion à la première, la constipation s'établit. »

LE ROY-PELGAS (25).

« On ne saurait trop prendre de mesures pour ne pas laisser la constipation s'établir à *poste fixe;* car on ne peut en attendre que de fâcheux résultats. Il est hors de doute que les excrétions retenues acquièrent, par leur principe de corruptibilité, un degré de corruption susceptible de produire les plus funestes effets. On doit aux observations de pratique la conviction absolue que la moitié des maladies chroniques chez les femmes, et chez les jeunes personnes surtout, dérive de la constipation. C'est à la suspension habituelle des déjections qu'une partie de l'intéressante moitié de l'espèce humaine doit les fréquents maux de tête, d'estomac, qui l'accablent, et les écoulements qui sont si souvent suivis d'affections, etc. etc. »

LE ROY-PELGAS (26).

« Qu'ils sont funestes, ces préjugés qui font accroire que la constipation est un signe de force et de santé! Elles ne conçoivent pas, ces victimes de l'erreur, que la santé dont elles se croient en possession n'en est que le simulacre, et qu'elles ne la doivent, bonne en apparence, qu'au siége que cette humeur chaleureuse a plutôt pris sur cette partie du corps que sur une autre, et que si la *fluxion* vient à se déplacer, il se déclarera une maladie plus ou moins dan-

---

(24) Ouvrage cité, p. 80.

(25) *Médecine Curative complète,* chap. XII, sect. 28 ou 29.

(26) Idem.

gereuse, si elle ne produit tout son effet au siége primitif. Avec l constipation, on repose sur un volcan, dont l'éruption, presque in faillible, est toujours redoutable. » Le Roy-Pelgas (27).

« Les sécrétions du corps humain se rattachent par leur libre sortie à la santé comme à la prolongation de l'existence humaine. »
Le Roy-Pelgas (28).

« Il est très rare que l'on ait une maladie, de quelque espèce et de quelque nature que ce soit, sans que les intestins soient de suite affectés plus ou moins gravement. Aussitôt que les intestins deviennent malades, la maladie originelle devient plus grave ; la maladie originelle étant devenue plus grave, les intestins empirent, et ainsi de suite ; — l'un agissant continuellement sur l'autre par une action réciproque.

« Le dérangement des fonctions des intestins peut produire dans le système nerveux une diminution des fonctions du cerveau, même jusqu'à occasionner l'apoplexie ou l'émiplégie (*paralysie qui n'affecte qu'une moitié du corps*), ou un état d'excitation qui cause le délire ; il peut produire l'inactivité nerveuse partielle et l'insensibilité, ou l'état opposé d'irritation et de douleur ; il peut produire, dans le système musculaire, la faiblesse, les tremblements et la paralysie, ou les affections contraires de spasme ou de convulsion ; il peut produire la fièvre, en dérangeant l'action du système sanguin, et causer des maladies locales diverses au moyen de l'irritation nerveuse qu'il occasionne, et par la faiblesse qui est à la suite d'une maladie nerveuse ou de la chylification imparfaite. Les affections de toutes les parties qui ont une continuité de surface avec les intestins, tels que l'estomac, la gorge, la bouche, les lèvres, la peau, les yeux, le nez, les oreilles, peuvent aussi être causées ou augmentées par le dérangement des fonctions des intestins. » Abernethy (29).

« Broussais a démontré que la plupart des maladies internes ont leur siège primitif dans l'irritation des membranes de l'estomac et

---

(27) *Médecine Curative complète*, chap. XII, sect. 28 ou 29.

(28) Idem.

(29) *On the Constitutional Origin and Treatment of Local Diseases*, p. 70.

des intestins. De là sont venues les dénominations de *gastrite* et de *gastro-entérite*, que tout le monde connaît. » LAVOLLY (30).

« La membrane muqueuse de l'estomac et du canal intestinal étant très exposée à l'action des causes irritantes, est beaucoup plus souvent le siége d'irritation que toute autre structure du système, et elle est, presque invariablement, dans un état de dérangement dans toutes les maladies générales. » EBERLE (31).

« Que cette citadelle du système animal (les organes digestifs) ne fasse que languir, et les ennemis de la santé humaine attaqueront promptement la garde avancée, et feront une facile conquête du tout. » EBERLE (32).

« Un fait fondamental en pathologie, c'est que la plupart des maladies, par infection miasmatique, portent leur action sur le canal alimentaire, et c'est sans doute cette vérité que voulaient exprimer les anciens, lorsqu'ils disaient que le canal intestinal attire le poison fébrile. » GUIBERT (33).

« Il n'y a pas de rhumatismes aigus sans irritation plus ou moins forte des voies digestives. » MARCQ (34).

« Quelque différentes que paraissent les maladies entre elles, soit par leurs symptômes, soit par leur siége, il existe, entre un grand nombre d'elles, cette analogie, que si vous comparez les traitements employés par les plus habiles praticiens, conseillés par les auteurs les plus justement fameux, couronnés des succès les moins équivoques, vous les trouverez tellement établis sur une même base (*le dérangement des intestins*), tellement dirigés par une même méthode (*la guérison de ce dérangement*), que vous croirez lire un

---

(30) *Traité d'Hygiène*, p. 21.

(31) *Eberle's Treatise on the Practice of Medicine;* Philadelphia, 4th ed., vol. 1, p. 35.

(32) Ouvrage cité, p. 41.

(33) *Essai sur les Émissions sanguines et les Évacuants;* 1840, p. 118.

(34) *De l'Action des Émétiques et des Purgatifs sur l'Économie animale*, p. 157.

seul et même traitement, ou le traitement d'une seule maladie, di versifié suivant le degré du mal, les circonstances, et la constitutio des malades. » HALLÉ (35).

« La seule médication rationnelle est celle qui est dirigée sur l tube digestif. » SIGNORET (36).

« Si l'on établissait la *classification* des maladies chroniques su le mode le plus heureux de traitement (*la guérison du dérange ment des intestins*), les travaux des nosologistes (*auteurs médicau qui s'occupent de la classification des maladies*) se réduiraien presque à rien. » SCUDAMORE (37).

« Quand on est en état de résoudre promptement les obstruction. et de rétablir les excrétions dans les commencements des maladies ou avant qu'elles commencent, on l'est de prévenir très avantageu sement de très grands maux et le danger qui menace la vie. » HOFFMANN (38).

« Il y a peu de maladies chroniques, de fièvres, de trouble dans les digestions, de coliques, de flatuosités, de jaunisses, de vomissements et de diarrhées, de mélænæ, d'œdématies, et d'hydropisies, qu'il n'y ait d'*engorgements* dans les *viscères du bas-ventre.* » PORTAL (39).

« Après avoir guéri le dérangement des intestins, soit la constipation, soit la diarrhée, la *faiblesse* et *toutes les maladies* se guérissent en général parfaitement d'elles-mêmes, en peu de temps, et même dans les cas où, auparavant, elles avaient résisté à tous les moyens de guérison qui avaient été dirigés contre elles, et qui semblaient avoir plus de chances de succès. » ABERNETHY (40).

---

(35) *Mémoires de la Société royale de Médecine de Paris*, pour 1786.

(36) *Considérations générales sur l'état de la Médecine*, p. 100.

(37) *Traité de la Goutte.*

(38) *Médecine raisonnée*, t. V, p. 212.

(39) *Maladies du Foie*, p. 45.

(40) *On the Constitutional Origin and Treatment of Local Diseases.*

« La dépravation (*l'affaiblissement*) des sens, tire très souvent son origine de la même cause, et réclame le même traitement. Je citerai l'amaurose (*cécité produite par la paralysie de la rétine ou nerf optique*), la surdité, dont la source a été indiquée par Hippocrate même, et une affection analogue du tact que j'ai vue promptement céder à l'emploi des évacuants convenables. »

HOPKINS (41).

« Dans le cours de toutes les maladies aiguës et chroniques, les praticiens de tous les temps se sont accordés à regarder comme une condition essentielle du traitement, le soin d'entretenir la liberté du ventre. » REQUIN (42).

« En corrigeant les dérangements évidents dans l'état des intestins, des maladies existant dans les autres parties du corps, et qui avaient repoussé toute tentative de guérison dirigée directement contre elles, ont été promptement guéries, et le malade a reconnu qu'un changement si favorable et si complet avait eu lieu dans sa santé, qu'il en était lui-même véritablement étonné. »

ABERNETHY (43).

Les écrits d'Hippocrate, de Celse, et de Galien, aussi bien que ceux d'autres grands maîtres en médecine des temps comparativement récents, tels que Sydenham, Cullen, Huxham, Brown, Baglivi, Morgagny, Tissot, Haller, Stahl, Stoll, jusqu'à Broussais, fournissent une foule de passages dans lesquels les maladies en général sont attribuées aux affections des intestins, et qui nous font voir que leur opinion sur cette question, dans toute son étendue, était à peu près identique avec celle des auteurs qui viennent d'être cités.

En résumé, les opinions émises et soutenues par les autorités médicales sur l'importance de l'état des organes digestifs peuvent être énoncées dans les trois principes suivants :

---

(41) *Considérations sur les Purgatifs*, p. 10.

(42) *Thèse pour le Concours de matière Médicale et de Thérapeutique*, soutenue à la Faculté de Médecine de Paris ; 1839, p. 53.

(43) *On the Constitutional Origin and Treatment of Local Diseases*, p. 22.

1° *La santé ne peut être parfaite ou ne peut se maintenir si le évacuations alvines ne sont pas régulières et spontanées;*

2° *La constipation et le dérangement du ventre occasionnen d'autres affections, tant des organes digestifs, que d'autres par ties du corps;*

3° *Le rétablissement complet des fonctions digestives amène trè souvent la guérison de maladies qui résistent habituellement au moyens de guérison plus spéciaux en apparence.*

CHAPITRE IV.

Insuffisance des Moyens Ordinaires pour guérir les Maladies des Voies Digestives. — Supériotè incontestable de la Méthode Alimentaire.

La science médicale possédait déjà quelques moyens pour guérir la constipation invétérée, tant par les agents thérapeutiques qu'hygiéniques; ceux-ci trop fatalement en oubli, ceux-là momentanés dans leurs effets, condamnaient les personnes atteintes de cette terrible affection, source inépuisable de maladies diverses, à passer le reste de leurs jours dans une espèce d'agonie lente, dans la plus profonde inquiétude et tristesse. Les purgatifs, si salutaires en tant d'occasions, les lavements, sont deux agents qui nuiront toujours, à quelques exceptions près, dans le cas de constipation invétérée; ils ne pourront que l'aggraver. (*)

(*) « La guérison de la constipation ne peut pas s'opérer par des médicaments purgatifs. » HENRY

(*Dialogue between a Bilious Patient and a Physician*, p. 12.)

« Le soulagement momentané que l'on se procure par l'emploi de médicaments purgatifs est acheté au grand prix de l'*aggravation* et de la *perpétuation* de la maladie.

» Tout médicament, qu'il soit appelé purgatif ou laxatif, quand il opère avec assez de force pour conduire à la garde-robe, et quand il est employé

Notre esprit, occupé assez longtemps de cette question capitale, nous conduit à la recherche de quelque moyen sûr pour prévenir la constipation, pour la détruire une fois arrivée, pour empêcher qu'elle se répète. Nous ne pardonnâmes pas aux veilles, à une étude obstinée, à des expériences sans nombre. Nous arrivons enfin à trouver une substance qui, exempte de toute espèce de drogue pharmaceutique, parfaitement assimilable, d'une digestion la plus innocente, et à la portée du riche comme du pauvre, tant son prix est modéré, guérit radicalement la constipation la plus obstinée. qui naguère avait résisté aux moyens médicaux les plus variés, Nous voulons parler de l'Ervalenta, substance alimentaire, dont

---

habituellement dans ce but, est compris dans mes objections (les objections qu'il vient de faire contre les médicaments *apéritifs*). Le mal consiste dans l'emploi *habituel* d'un médicament quelconque comme moyen d'aller à la garde-robe, et non pas dans *un* médicament plutôt que dans un autre. C'est l'*habitude* de se purger que je condamne, et non pas l'agent que l'on emploie pour le faire. » HENRY (ouvrage cité, p. 17).

« Les médicaments purgatifs (par un usage *habituel*) *dérangent* le système nerveux et *diminuent* l'énergie vitale. — Une constipation *plus obstinée* suit toujours l'opération d'un médicament apéritif. — Tous les médicaments, et surtout tous les médicaments apéritifs, perdent leurs propriétés par *l'habitude d'en prendre.* » HENRY (ouvrage cité, p. 12, 14, 16).

« En premier lieu, la purgation peut entraîner subséquemment la constipation, non pas seulement parce qu'elle vide l'intestin et qu'elle en épuise en quelque sorte les sécrétions, et qu'il faut un certain espace de temps pour le retour des conditions physiologiques de l'excrétion alvine ; mais aussi, ce qui est plus grave, parce qu'elle use et émousse, pour ainsi dire, l'excitabilité du tube intestinal, que normalement la seule impression des matières stercorales (c'est-à-dire leur âcreté) doit suffire à mettre en jeu. »

Le docteur REQUIN (*Thèse* citée, p. 40).

« Lorsqu'au contraire la constipation est une sorte d'affectation chronique, une disposition habituelle, il est bon de dire ici que les purgatifs ne doivent pas, à eux seuls, faire les frais du traitement; qu'ils doivent même n'être employés qu'avec ménagement, puisque, comme nous l'avons déjà dit, ils tendent à augmenter la paresse intestinale ; ils guérissent le mal momentanément, mais ils ne le préviennent pas pour l'avenir ; ils en favorisent même le retour, Que faut-il donc faire alors ? N'avoir recours aux purgatifs que lorsqu'il y a nécessité, et diriger contre la constipation un ensemble de ressources hygiéniques qu'il n'est pas de mon sujet de détailler ici. »

REQUIN (*Thèse* citée, p. 55).

les bienfaits se font sentir aujourd'hui dans tous les coins d globe. Quels effets prodigieux ne produit-elle pas partout où so usage se répand !

En effet, si l'on considère que, sans animalisation, point d santé, que sans l'assimilation des substances à nos propres organes point de réparation, point d'actes physiologiques; que la consti pation rend impossibles et l'assimilation et l'animalisation, on n tarde pas à concevoir que cet état fatal du tube digestif doit entraî ner nécessairement une foule de maladies diverses selon les or ganes, et selon les fonctions qu'ils sont appelés à accomplir. Le cœur, les vaisseaux sanguins, les lymphatiques, les chylifères, les poumons, le cerveau, la moelle épinière, les nerfs du mouvement et du sentiment, les organes des sens, vision, ouie, odorat, gustation, et toucher, les exhalants cutanés, les glandes sécrétoires, les tissus fibreux, adipeux, cellulaire, tendineux, etc., etc., — comment pourront-ils réparer leurs pertes, accomplir leurs fonctions, et ne pas devenir maladifs dans l'état des constipation? Mille médicaments divers sont alors appliqués, mais très souvent sans succès, en produisant des effets contraires. Pourquoi donc alors ne pas attaquer la cause, la constipation? Tout rentrerait dans l'ordre par cette manière d'agir, toute rationelle et qui saute aux yeux. Mais, dira-t-on, les purgatifs laxatifs, cathartiques, drastiques, ont été employés, mais leur action n'a produit qu'un résultat rapide comme l'éclair; le mal au lieu de guérir s'est empiré. Cela ne pouvait être autrement. Notre Ervalenta produira d'autres effets bien distincts; elle guérira ce que les purgatifs, les lavements(*)n'ont pu guérir, ce qu'ils ont aggravé. Jetons un coup-d'œil rapide sur ce sujet.

(*) A l'appui de ce que nous venons de dire sur les lavements, nous rapportons le passage qui suit de l'excellent Traité du docteur Barras (*Traité sur les Gastralgies*, 3e édition, vol. 1, p. 550):

« Il ne faut point répéter l'emploi des lavements trop souvent, comme on le fait aujourd'hui, parce que leur fréquence produit des accidents qui ne sont nullement compensés par l'avantage des évacuations qu'ils déterminent. En effet, ces évacuations ne soulagent que momentanément; tandis que les coliques flatulentes, les gonflements abdominaux, la tympanite même, occasionnés par l'abus des lavements, durent plusieurs jours. Ces inconvéniens

La constipation provient d'une irritation permanente de la muqueuse intestinale, qui, en se propageant à la musculeuse, contracte constamment celle-ci, empêche la sécrétion de celle-là et la stagnation de matières stercorales devient inévitable. Alors les purgatifs, les lavements sont invoqués, ils désemplissent les intestins ; mais quels effets laissent-ils à leur suite ? Les voici, ils augmentent l'irritation intestinale, et la constipation devient plus opiniâtre : les pauvres malades sont forcés de recourir à ces moyens violents, et finissent, après un long usage, par paralyser toute action des intestins ; ils sont sujets à faire des efforts insupportables et souvent inutiles pour expulser les matières fécales, troublant ains le système nerveux, causant des congestions du sang au cerveau, donnant lieu aux hernies, aux hémorrhoïdes presqu'inévitables. L'abus des purgatifs affaiblit, détruit même, la faculté digestive, fait disparaître l'appétit, jette les organes dans une espèce de marasme ; ils ne fonctionnent plus, le sommeil manque, la douleur se fait sentir partout, des maladies sans nombre se déclarent, et les misérables malades tombant dans la plus affreuse mélancolie, descendent au tombeau victimes des remèdes opposés à la guérison de leur constipation, source inépuisable de tant d'affections.

Examinons-en sommairement quelques unes, et voyons les bienfaits produits par l'Ervalenta.

---

résultent surtout des lavements les plus usités, comme ceux à l'eau tiède, à la graine de lin, etc. ; et ce n'est pas le seul reproche qu'on puisse leur faire : ils méritent encore celui de n'être que des moyens palliatifs, et d'entretenir même le mal auquel on veut remédier par leur emploi ; car il est de fait que, dans les névroses gastriques, les lavements émollients perpétuent la constipation ; qu'elle devient d'autant plus difficile à vaincre qu'on en use davantage, et que plus on en prend, plus on est obligé d'en prendre. Ce que nous disons ici, je l'ai observé dans une multitude de faits, notamment sur moi-même. »

Ajoutons la remarque suivante de Hamilton :

« L'opération d'un lavement *ne stimulant que l'extrémité du canal intestinal, le rectum, est loin de suffire* pour obtenir l'évacuation complète qu'exige le but à remplir. »

(Hamilton (*Observations on the Utility and Administration of Purgative Medicines in several Diseases*, p. 33).

(*) La gastrite, la gastralgie, l'entérite, l'entéralgie, toutes le maladies du tube digestif ont une tendance opiniâtre à la chronicité quand dès leur début elles ont été négligées ou mal traitées : le aliments dont on fait usage augmentant de jour en jour l'irritation de cet organe, ne tardent pas à amener les suites fatales dont nou avons déjà fait mention. Si, (**) au lieu de se servir d'une nourri ture irritante, productrice de ces affections, on faisait usage de notre Ervalenta, la guérison ne tarderait pas à se produire. Car c'est peut-être la seule substance qui, à la fois nourrissante et complètement assimilable, ne laisse aucun résidu qui puisse irriter la muqueuse d'aucune partie du tube digestif : aussi les évacuations des matières fécales se font journellement avec toute liberté, et tout rentre dans l'ordre. Les troubles généraux, les affections nouvelles qu'elles avaient créés de toute espèce, disparaissent progressivement à leur suite.

Les maladies du foie, de cet organe si important, d'une exploration aussi difficile dans ses actes pysiologico-pathologiques qu'elle est facile dans ses proportions anatomiques, ont embarrassé maintes fois les praticiens les plus habiles. Néanmoins, l'usage de l'Ervalenta a rendu sa guérison aussi facile que celles d'autres organes, et l'on s'en rend parfaitement compte, quand on sait que cet organe est destiné à l'accomplissement de la digestion en commun avec l'estomac, les intestins, et que, ceux-ci rétablis par l'Ervalenta, le foie revient à son état normal, comme conséquence nécessaire.

On sait combien sont communes les affections du cœur et de tout l'arbre circulatoire du sang, et l'on comprend sans peine la part que le mauvais état du sang doit prendre à la production de ces maladies. Sans une digestion parfaite, point d'hématose nor-

---

(*) « Rien n'est plus décourageant, » dit le Dr Bompard, « que de lire ce qui a été écrit sur leur traitement. »

(*Traité des Maladies des voies digestives.*)

(**) « Des aliments proportionnés aux facultés digestives, » dit le docteur Bichter, « fortifient bien mieux que tous les toniques, qui ne laissent point dans le corps des matériaux dont il puisse profiter. »

male ; sans un sang pur, point de régularité dans le mouvement circulatoire, point de réparation des organes ; désordre partout. Détruisez la constipation, les digestions deviendront faciles, l'assimilation de matières nutritives se fera sans peine, le sang sera réparé, son centre de circulation reprendra son mouvement ordinaire, et tous nos tissus répareront leurs pertes. Existe-t-il quelque lésion anatomico-pathologique incurable ? insistez alors davantage pour éviter ou détruire la constipation : ceci est d'une importance extrême. Et si, comme nous l'avons déjà établi, l'Ervalenta est la seule substance qui puisse amener ce bon résultat, on verra bien de quelle utilité est dans ces cas l'usage de cette substance précieuse.

Les poumons, organes de la respiration, sont sujets à des maladies diverses, dont quelques-unes se perpétuent autant que la vie elle-même : — comment échapperont-ils aux lésions, si le sang qu'ils sont chargés de purifier (en brûlant par l'oxygène de l'air le charbon qu'il rejette), et duquel ils doivent se nourrir, ne contient pas les proportions normales, ou charie dans son cours des principes hétérogènes qui sont déposés ça et là, formant autant de corps étrangers, véritables parasites, qui plus tard doivent constituer une destruction de tissus ? La phthisie pulmonaire, la bronchite chronique, le pneumo-thorax, l'hydro-thorax, etc. etc., sont des maladies qui tuent une grande partie de notre espèce, après l'avoir fait passer par tous les degrés de la consomption la plus pénible. Nous n'avons pas la prétention de les guérir, mais nous osons affirmer que, par l'usage de notre Ervalenta, bien de ces misérables souffrants trouveraient une vie moins languissante et d'une plus longue durée. Aucun d'entre eux ne se voit exempt, soit d'une constipation opiniâtre, soit d'une diarrhée sans terme. Quoi de plus naturel que de mettre en ordre le tube digestif, de combattre cette complication qui empire encore la maladie elle-même ? L'emploi de l'Ervalenta peut-il jamais être mieux indiqué que dans ce cas ? Nous en avons bien l'expérience.

La céphalalgie des différentes névroses, migraines, etc, l'hypochondrie, l'épilepsie, la catalepsie, l'hystérie, et une foule d'affections diverses du système encéphalo-rachidien sont des maladies presque toujours liées à un mauvais état des voies digestives, et souvent on les voit diparaître quand celles-ci commencent à fonctionner normalement. Sans avoir besoin d'entrer dans de longues explications, et tenant présent tout ce que nous avons déjà répété, nous vous conseillerons dans tous ces cas l'usage de notre Ervalenta, qui, en attaquant la cause, détruirait ses effets, et ceux qui en feraient usage ne sauraient que nous remercier, se voyant ainsi libres d'affections pareilles, contre lesquelles avaient échoué un grand nombre de remèdes.

Les hémorroïdes sont un produit tout mécanique de la constipation. Par les efforts que les personnes constipées sont forcées de faire, les vaisseaux de l'anus sont comprimées, les veines gorgées de sang se dilatent, celui-ci devient stagnant, se coagule, et une vraie varice se produit, obstacle nouveau et augmentant sans cesse la difficulté de la défécation. Encore une fois, détruire la cause, et son effet ne se produira plus. Rendre la digestion facile, entretenir la liberté du ventre, et les hémorrhoïdes ne tourmenteront plus. L'emploi de l'Ervalenta ne peut que produire cet effet si salutaire : tous les autres moyens, purgatifs, lavements, onguents narcotiques, n'y feront rien, et le mal ne pourra qu'empirer.

Pour la chute du rectum, sa contraction permanente et spasmodique, nous ne ferions que répéter les mêmes causes, les mêmes moyens que ceux qui précèdent.

Les éruptions cutanées, si multiples, proviennent très fréquemment de la constipation et des digestions laborieuses. L'usage de l'Ervalenta, en faisant disparaître ces deux causes, guérit plusieurs de ces affections, et nous l'avons constaté dans un certain nombre de cas.

Si nous voulions parler de toutes les maladies dont l'origine n'est autre quela constipation, la mauvaise digestion, l'état pathologique du tube digestif, nous ne finirions pas, car quel est l'organe qui ne soit soumis à ses influences? Et en conséquence, quel est l'organe qui ne reviendrait pas à son état normal par l'usage de l'Ervalenta? Combien de bienfaits ne retirerait-on pas de son emploi presque dans toutes les maladies à leur état de chronicité, et dans leur état aigu lorsque l'alimentation doit faire suite à la diète? Pourra-t-on trouver une nourriture plus saine, de digestion plus facile, de réparation plus progressive, plus innocente? Ne devrait-on pas s'attendre à guérir un nombre incalculable d'affections les plus diverses par ce seul traitement? Plaise à Dieu qu'un jour l'emploi de l'Ervalenta soit répandu partout pour le bien de l'humanité souffrante !

Les personnes de cabinet, toutes celles qui vivent d'une vie sédentaire, les femmes surtout, victimes de maladies propres à leur sexe, de leur genre de vie, sont précisément celles à qui nous devrions nous adresser de préférence, car ce sont elles qui sont les plus sujettes aux mauvaises digestions, à la constipation, et à leurs suites funestes. Combien de fois, par l'usage de l'Ervalenta, échapperaient-elles à tant d'affections qui les accablent, à tant de drogues qui pallient le mal qui bientôt doit s'exaspérer et en produire un autre bien autrement nuisible, à tant d'explorations plus ou moins répugnantes, parfois malfaisantes, à tant de coups de bistouri et de cautérisations atroces dont la moderne chirurgie est si prodigue, à une vie si triste et si misérable, à une mort enfin prématurée et inévitable !

Les enfants, chez lesquels la mort fait tant de ravages, n'est-il pas vrai que le mauvais état de leurs viscères abdominaux entraîne la constipation, les convulsions, la diarrhée, la difficile dentition, les maladies éruptives, les paralysies, les crampes, les vers intestinaux, les péritonites, les gastrites, la gastralgie, les hépatites, la consomption tuberculeuse, les calculs urinaires et hépatiques, etc., etc. Pourquoi donc priver ces êtres innocents, dès le début de leurs dérangements gastro-intestinaux, d'une substance qui, tout en arrêtant ces indispositions, préviendraient l'arrivée d'une ou de plusieurs de ces maladies qui feront plus tard succomber la moitié de ceux qui en seront atteints? L'emploi de l'Ervalenta produit chez les adultes des bienfaits sans nombre ; mais chez les enfants, nous pouvons l'assurer, cette substance, convenablement employée, sauverait la vie à la plupart de ceux qui succomberaient malgré les moyens employés jusqu'ici.

Les vieillards dont les viscères abdominaux sont les premiers organes prêts à se déranger, ont besoin de se nourrir des aliments en rapport avec la force affaiblie dont ils jouissent. Il n'est pas difficile de combiner leur nourriture; mais la constipation, la difficile digestion, se déclare chez eux, avec le cortége de maladies terribles qui en sont la suite obligée, et auxquels l'âge avancé prédispose, et alors on voit échouer tous les moyens employés pour arrêter le progrès rapide de ces affections : ils languissent sous l'influence d'une diarrhée sans terme, ils meurent tout épuisés. Si, dans une incommodité quelconque, ils faisaient usage de l'Ervalenta, ils ne tarderaient pas à se rétablir, ils éviteraient des maladies qui ne sont pas loin à venir, ils prolongeraient leur vie au-delà de ce qu'on a l'habitude de voir.

Enfin dans les convalescences des maladies, toute précaution deviendra insuffisante, si dès les premiers jours on met à la discrétion des convalescents des aliments que leurs forces digestives ne peuvent pas encore supporter. On a tous les jours à déplorer les plus tristes conséquences de cette faute impardonnable, surtout après des maladies longues ou pénibles par leurs dégats. L'usage de notre Ervalenta rendrait les plus grands services dans ces cas. Substance la plus digestive, nourrissante sans danger, elle fortifierait le convalescent, et le mettrait en peu de temps en disposition de tout digérer. Qu'on ne perde pas de la mémoire cet avertissement, surtout pour l'appliquer chez les enfants, chez le vieillard, chez les personnes d'une constitution délicate.

Nous venons de voir dans tout ce qui précède que l'Ervalenta est une substance purement alimentaire d'un goût agréable, d'une digestion la plus facile, douée d'une force réparatrice la plus innocente. Elle a la vertu de guérir la constipation la plus invétérée et la plus opiniâtre, tout dérangement du tube gastro-intestinal, et les nombreuses maladies qui s'ensuivent. Cette vérité est confirmée par le raisonnement, par les nombreuses attestations que nous livrons au public dans ce livre, et par beaucoup d'autres que nous conservons, et que nous recevons chaque jour. La gratitude de ceux qui ont éprouvé les effets bienfaisants, et comme prodigieux, de cette substance depuis si longtemps par nous recherchée, nous rend cet hommage. Tout en étant reconnaissant de la justice qu'on nous rend, nous finirons en disant que les grands services que nous rendons à l'humanité souffrante, par la découverte et par l'emploi de l'Ervalenta, remplissent notre cœur de joie.

Nota. Si nous ne faisons pas mention de la Mélasse Warton (dite de la Cochinchine), c'est parce que cette substance n'est qu'un auxiliaire de l'Ervalenta, dans les cas très rebelles ou très compliqués. Elle est du reste, comme l'Ervalenta, une substance toute naturelle, agréable et innocente.

RÉSUMÉ DES PRINCIPALES PROPRIÉTÉS DE L'ERVALENTA.

I. *Digestibilité.* — L'Ervalenta doit être mise au premier rang parmi les aliments de facile digestion. Cette farine est supportée par les estomacs les plus faibles, aussi bien que par ceux qui sont délabrés ; les enfants les plus jeunes, les femmes les plus délicates, les vieillards les plus décrépits, la digèrent également bien ; elle convient à tous les tempéraments et à toutes les constitutions.

II. *Constipation.* — Les bouillies et potages à l'Ervalenta domptent en peu de jours les constipations les plus opiniâtres et les plus invétérées ; ils rendent aux intestins la faculté de s'évacuer *spontanément*, c'est-à-dire sans lavements et sans médecines; et ils les mettent en état de fonctionner *journellement*, condition la plus avantageuse pour rétablir et maintenir la santé.

III. *Diarrhée chronique.* — L'Ervalenta régularise les évacuations, quand elles sont trop molles et trop fréquentes, en adoucissant les intestins et en fortifiant le malade.

IV. *Gastrite et Gastralgie, Entérite et Entéralgie.*— L'Ervalenta est un aliment très doux : son usage calme promptement les douleurs d'estomac et d'intestins.

V. *Dyspepsie (mauvaises digestions).* — L'Ervalenta rétablit les digestions et développe l'appétit.

VI. *Affaiblissement des Forces physiques.* — L'Ervalenta est un aliment éminemment nutritif et réparateur ; il rétablit les forces et augmente l'énergie vitale.

VII. *Maladies du Foie et de la Bile.*— Les maladies du foie et de la bile sont liées à un mauvais état des organes digestifs ; par conséquent l'Ervalenta doit être très utile dans ces cas.

VIII. *Hypochondrie.*— L'Ervalenta est très efficace dans l'hypochondrie ; et cela est facile à comprendre, cet état mélancolique des malades provenant d'une perturbation de la digestion, d'une exaltation de la sensibilité nerveuse et d'une affection du foie ou de la rate, maladies diverses qui sont guéries ou soulagées par les bouillies ou les potages à l'Ervalenta.

IX. *Maladies nerveuses.* — Les affections nerveuses, dans beaucoup de cas rebelles à toute espèce de remède, cessent souvent par l'emploi soutenu de l'Ervalenta ; ou, dans les cas malheureux, sont en général au moins adoucies ou palliées.

X. *Maladies urinaires.* — L'Ervalenta, par son action sur les digestions et sur les évacuations, fait disparaître un bon nombre des causes qui troublent la sécrétion urinaire et qui dénaturent les urines.

XI. *Maladies diverses.* — Toutes les maladies et indispositions qui avaient été occasionnées par le dérangement des organes digestifs disparaissent en général peu à peu, dès que l'on fait usage de l'Ervalenta.

XII. *Innocuité.* — L'Ervalenta ne recèle aucune substance médicinale, c'est une fécule d'une innocuité incontestable, qui ne contient rien qui puisse faire de mal dans aucun cas.

XIII. *Les convalescents, et les personnes faibles et délicates*, trouveront dans l'Ervalenta une substance analeptique qui réalisera leurs vœux, c'est-à-dire qui hâtera le retour de la santé et des forces.

XIV. *Les vieillards* se trouveront également bien de cette alimentation. Ils ne doivent pas, en général, attribuer la détérioration de leur constitution plus à aucune autre cause qu'à un affaiblissement des fonctions digestives ; par conséquent, leur premier soin doit être de ranimer ces fonctions. L'Ervalenta remplit parfaitement ce but ; et comme de plus elle constitue une nourriture analeptique et réparatrice, cette fécule sera pour eux un grand préservatif des affections ordinaires de la vieillesse.

XV. *Les enfants faibles et rachitiques* doivent être mis à l'usage de l'Ervalenta. Ils ont besoin d'une nourriture douce, digestive et très réparatrice, et l'on a vu que l'Ervalenta est un aliment éminemment adoucissant, digestif et réparateur.

Nota. De nombreux détails, à l'égard de la manière de préparer les potages de l'Ervalenta, de s'en servir, de la mélasse, du régime à suivre, etc., selon les cas, l'âge et la constitution des malades, se trouvent consignés dans le livre d'*Instructions* qui se donne *gratis* avec chaque paquet d'Ervalenta que l'on vend.

INNOCUITÉ INCONTESTABLE DE L'ERVALENTA. — PREUVES QU'ELLE NE CONTIENT AUCUNE SUBSTANCE MÉDICINALE, ET QU'ELLE NE PEUT, DANS AUCUN CAS, FAIRE DU MAL.

Pour prouver que l'Ervalenta ne contient aucune espèce de médicament, ni aucune substance capable de faire du mal dans aucun cas, nous allons fournir des documents officiels.

En 1843, on ordonna une enquête sur le plus grand nombre des remèdes secrets. Les tribunaux furent saisis de l'affaire, et nommèrent des experts pour vérifier et analyser ces remèdes.

« L'expert (M. le professeur Chevalier, chargé de l'examen de l'Ervalenta et de notre Mélasse) a rendu hommage à l'innocuité *complète* de ces deux produits. » — *Gazette des Tribunaux* du 24 mai 1843 : compte-rendu du procès sur l'Ervalenta.

M. le professeur Chevalier, chimiste d'un grand mérite, certifie encore dans son rapport : « *Que l'Ervalenta ne contient rien qui puisse, par accident, faire le moindre mal à personne; et qu'en effet elle n'est autre chose qu'une farine alimentaire.* »

Enfin l'affaire fut portée en Cour Royale, et les conclusions de cette Cour furent absolument les mêmes que celles du Tribunal Correctionnel, « *M. le président Simonnet rend un arrêt qui renvoie M. Warton de la plainte.* — Cour Royale de Paris, 1er juillet 1843. »

Après avoir reconnu que l'Ervalenta et la Mélasse Warton étaient véritablement des substances alimentaires, on nous donna la liberté pleine et entière de propager partout, *comme droit acquis*, l'usage de ces deux produits si efficaces contre la constipation et les autres maladies des voies digestives, et contre celles qui en dérivent.

NOUVEAUX CERTIFICATS DONNÉS PAR DES DOCTEURS ET CHIMISTES DE LONDRES.

24, Bloomsbury-Square, Londres, 2 décembre 1847.

« J'ai analysé une farine légumineuse appelée Ervalenta de M. Warton, et l'ai trouvée être un produit purement végétal, très nutritif, et de digestion facile, possédant la propriété de guérir la-

constipation habituelle, et de rétablir les fonctions naturelles. L'Ervalenta est dans mon opinion un aliment très sain. »

Signé : Andrew Ure M. D. F. R. S., etc.
Professeur de chimie et d'analyse chimique

Certificat donné par M. Ure, D. M., et son analyse sur la fausse imitation de notre Ervalenta nommée « *Revalenta Arabica*. » London, 24, Bloomsbury-Square, 2 décembre 1847.

« J'ai analysé un échantillon de la farine légumineuse nommée *Revalenta Arabica*, qui se vend en boîte *d'étain;* mais je trouve qu'elle n'est pas purement végétale, sa couleur est déguisée avec de la poudre qui lui prête une nuance rose, et elle est mélangé avec beaucoup de matière salée, ces additions sont loin d'être désirables. Ladite *Revalenta Arabica* est donc différente de la véritable Ervalenta de M. Warton, qui est un produit purement végétal d'un goût bien plus agréable, et plus léger à l'estomac que cette mauvaise imitation nommée *Revalenta Arabica*.

» J'ai aussi examiné une imitation de l'Ervalenta de M. Warton, dernièrement exposée et annoncée sous le nom insignifiant et travesti de *Revalenta Arabica*, que j'ai trouvée contenir une quantité de matière étrangère, qui par conséquent diffère entièrement dans sa composition de la farine légumineuse de la véritable Ervalenta. »

Andrew Ure, M. D. F. R. S., etc.,
Professeur de chimie, et d'analyse chimique.

Royal Polythechnic institution, 29 mars 1848.

« Je certifie avoir analysé l'Ervalenta de M. Warton, et j'ai trouvé qu'elle est une substance purement végétale. Ses propriétés nutritives sont excellentes, agréables, et très digestives pour les estomacs faibles.

» De ma propre expérience et de celle d'autres médecins qui ont fait prendre l'Ervalenta à leurs malades, je certifie que cette substance possède l'inestimable propriété de guérir la constipation, et de rétablir les organes dans leurs fonctions physiologiques sans le secours de la médecine. »

Jhon Ryan, LL. D. M. D. M. R. C. S. E.,
Ancien professeur de matière médicale et thérapeutique, etc., etc.

22, Conduit-Street, London, 25 mars 1848.

« Ayant été prié par un médecin qui prend un très grand intérêt dans toutes les substances dietetiques, d'examiner l'Ervalenta de M. Warton; je peux assurer que c'est un produit végétal pur, très convenable pour les estomacs délabrés, et beaucoup plus nutritif que l'Arrow-root, et autres substances semblables. Elle doit être partout recommandée. » LLOYD BULLOCK,

Chimiste analytique.

London, 3 mars 1848.

« Je certifie avoir analysé l'Ervalenta de M. Warton, et j'ai trouvé qu'elle est une substance purement végétale, contenant tous les éléments nécessaires d'une nourriture parfaite, et de facile assimilation. L'Ervalenta est plus nourrissante que la meilleure farine en proportion de 14 à 8 ratio. » T.-H. HOLMES,

Professeur de chimie.

Paris, place Saint-Germain-des-Prés, ce 2 juillet 1848.

« L'Ervalenta est simplement un produit végétal, hautement estimé par les nations orientales dans un siècle reculé, mais oublié dans les suites des temps. M. Warton ajouta ce précieux aliment à ses importantes découvertes, il y a déjà plusieurs années, et rendit un service inestimable à l'humanité entière. Quand M. Warton le présenta au public, je l'ai analysé, et prescrit à un grand nombre de personnes affligées de différentes maladies des organes digestives. Les guérisons fréquentes, l'adoucissement des maladies dont j'ai été et suis encore le témoin, m'autorise à le recommander à l'observateur expérimenté des maladies, et ainsi qu'aux personnes indisposées. » J. GARCIA, M. D.

Bakers-Street, London, 4 avril 1848.

Ayant fait connaissance d'une fécule nommée Ervalenta, je l'ai recommandée comme un régime très nourissant pour la digestion, fait et possédant des propriétés douces, agréables, et naturelles. Je l'ai trouvée sans une seule exception, très efficace chaque fois que je l'ai recommandée.

G.-G. SIGMOND, M. D.

SÉRIE DE DOCUMENTS,

CERTIFICATS, ATTESTATIONS, TÉMOIGNAGES

ET DÉCLARATIONS DE MÉDECINS

ET DE MALADES GUÉRIS PAR L'ERVALENTA.

ATTESTATIONS FRANÇAISES, etc.

Déclarations de Médecins déjà publiées.

N° 1.

Je soussigné, docteur en médecine, chevalier de la Légion-d'Honneur, certifie que plusieurs malades, auxquels j'ai conseillé l'usage de l'Ervalenta de M. Warton, s'en sont très bien trouvés. J'atteste, en outre, qu'il n'est point à ma connaissance que cette substance alimentaire et médicinale ait fait du mal à quelqu'un, et que je la crois incapable de nuire.

Signé, BARRAS, *Docteur-Médecin* (*Chevalier de l'Ordre royal de la Légion-d'Honneur, Membre de l'Académie royale de Médecine de Suède, de la Société médicale d'Emulation, etc.*)

Paris, rue Saint Lazare, n. 55; 30 juin 1843.

N° 2.

Je soussigné, médecin, domicilié à Saint-Valérien, arrondissement de Sens, certifie avoir conseillé l'usage de l'Ervalenta de M. Warton, à plusieurs personnes affectées de constipation habituelle par suite d'affections chroniques des voies digestives, et j'affirme n'en avoir retiré que de très bons effets.

Signé, A. CLAISSE, (*Docteur en médecine de la Faculté de Paris.*)

Paris, ce 30 juin 1843.

N° 3.

Madame F.... a fait usage de l'Ervalenta, d'après mon conseil, et elle s'en trouve bien.

Je ne lui en avais parlé que d'après plusieurs expériences faites sur d'autres clients, consenties par eux, et dont plusieurs personnes du monde m'avaient donné l'idée, parce qu'elles-mêmes m'assuraient retirer de l'avantage de l'emploi de cette farine.

Je l'ai goûtée et je l'ai examinée, superficiellement, il est vrai; mais d'après son goût et ses effets, je la regarde non pas comme un médicament, mais comme un aliment qui possède une propriété laxative.

Signé, L. HUSSON (*Doct. en méd.*).
Paris, rue Richelieu, n. 45; 30 janvier 1843.

N° 4.

A M. WARTON, rue Richelieu, n. 68, à Paris.

Monsieur, ayant eu l'occasion d'apprécier la double propriété nutritive et laxative de votre fécule, l'Ervalenta, je l'ai conseillée à l'un de mes malades, qui s'en est fort bien trouvé; je suis désireux de l'essayer chez une personne de ma famille, sujette à une constipation habituelle depuis de nombreuses années. Votre notice indique que vous en procurez un paquet gratis aux médecins qui désirent la soumettre à la voie de l'expérimentation : si c'était un effet de votre obligeance, je recevrais votre offre avec reconnaissance et je m'empresserais de-

propager à l'avenir dans mon pays une découverte aussi utile.

Recevez l'assurance de mes sentiments distingués.

Votre serviteur tout dévoué,

L. PETRON,
Doct.-Médecin de la Faculté de Paris.

A Lisieux (Calvados), rue d'Orbec ; 22 mars 1842.

N° 5.

A M. WARTON, rue Richelieu, n. 68, à Paris.

Monsieur, deux dames du pays où je pratique ont fait venir par mon conseil de l'Ervalenta, dont elles se sont bien trouvées. Encouragé par cet essai, je viens vous prier de m'envoyer par le roulage accéléré trois paquets de cette substance.

Dans le cas où je continuerais à en être satisfait, j'en répandrai l'usage autour de moi.

J'ai l'honneur de vous saluer.

H. TWEFFORD fils,
Docteur en médecine.

Monthelliard (Doubs), 4 juillet 1843.

N° 6.

PARALYSIE.

Constipation habituelle. — Insomnie. — Vertiges. — Irritation de l'estomac et des entrailles.

A M. WARTON, rue Richelieu, n. 68, à Paris.

Monsieur, il y a huit ans que je suis affecté d'une paralysie sur tout le côté droit. Dès le commencement de cette longue période, j'ai été atteint d'une *constipation* douloureuse, très opiniâtre et extrêmement difficile à supporter. J'ai été contraint, par des affections aussi graves, d'avoir recours, pour me soulager, à toutes les ressources de la médecine et de la pharmacie ; mais, par suite des médicaments que j'ai employés pour combattre la constipation, j'ai éprouvé des insomnies, des vertiges, et des irritations de l'estomac et des entrailles, tels que, pendant ces années de souffrances, j'ai souvent pu croire que le moment n'était pas éloigné où je succomberais à mes douleurs.

Il y a six mois que j'ai commencé à faire usage de l'Ervalenta, et je m'en sers encore. Depuis son emploi, j'ai complétement abandonné toutes les médecines purgatives et laxatives, ainsi que les lavements. Le résultat est tel, que je me trouve pour ainsi dire régénéré : maintenant plus d'insomnies, plus de vertiges, plus d'irritations ; aussi, si je ne ressentais plus de ces douleurs presque continuelles de nerfs, ni cette raideur paralytique qui s'oppose sans cesse aux mouvements que je voudrais faire, je me croirais dans mon état normal.

Cependant je dois reconnaître que, dans ma paralysie, il y a une amélioration *frappante* depuis que j'ai fait usage de l'Ervalenta ; d'où je puis, il me semble, légitimement conclure que, comme la guérison de ma paralysie a déjà fait de grands progrès, sans aucune rechute, j'approcherai plus près encore d'une guérison complète en continuant l'usage du même moyen. Je suis même tres disposé à croire que, si je n'étais pas aussi âgé (66 ans), je guérirais totalement.

Dans le cas, cependant, où ce jour tant désiré n'arriverait jamais, il serait toujours vrai que mon état paralytique est amélioré et s'améliore encore chaque jour ; que je suis rajeuni, que j'ai un teint frais que je n'avais pas depuis bien des années ; que ma santé n'est plus exposée à ces nombreux et fâcheux accidents que j'ai ressentis de tous côtés durant les huit ans qui ont précédé l'emploi de l'Ervalenta ; et que, possédant les forces que je n'avais pas pendant cette longue période, les mêmes causes nuisibles ne produisent plus sur moi les mêmes effets malfaisants. C'est pourquoi, actuellement, la vie ne m'est plus à charge ; je suis, au contraire, gaie, et, il faut le dire, comparativement heureuse.

Etant infirme, je ne puis pas, à mon âge, sans me résigner à mourir bientôt, recevoir les innombrables visites auxquelles la publicité de cette attestation avec l'indication de mon nom et de ma demeure pourrait donner lieu ; c'est pourquoi je ne puis me faire connaître au public : mais, voulant faire pour l'humanité souffrante autant de bien que je puis sans sacrifier ma vie, j'ai invité mon médecin à recevoir les visites du public pour moi. Il montrera, par des preuves convaincantes, que cette attestation n'est fondée que sur la réalité des faits mêmes ; il donnera, aux personnes qui le demanderont toute satisfaction sur les détails de ma maladie, et tous les renseignements qu'elles pourront désirer sur ma guérison. Le nom et l'adresse de mon médecin sont :

M. JACQUIN, *M D.*
Paris, 6, rue d'Amboise.
10 mai 1842.

N° 7.

DIGESTION DIFFICILE. — CONSTIPATION HABITUELLE.

Monsieur, j'ai reçu et presque entièrement consommé tout le paquet d'Ervalenta que vous m'avez fait l'honneur de m'adresser : il m'a fait beaucoup de bien, en ce que je digère beaucoup mieux; mais il ne m'a pas rétabli parfaitement ; les évacuations alvines (?) et la constipation règnent toujours, quoiqu'à un degré moins fort.

Cependant j'ai pu suspendre totalement tout lavement et toute tisane.

Mon intention est d'en essayer encore un paquet, pour voir s'il me guérira radicalement. Je vous prie de me l'expédier sous le nom et à l'adresse de M Garagnon, marchand à Sisteron (Basses-Alpes).

Dans l'attente de vos nouvelles, j'ai l'honneur de vous saluer.

SIGNORET, *curé.*

Melve, arrond. de Sisteron (Basses-Alpes) ; le 1er juin 1842.

N° 8.

CONSTIPATION HABITUELLE.

Bourdonnement dans la tête. — Tintements aux oreilles. — Douleur rhumatismale. — Permanence des saburres dans les voies digestives.

Monsieur, sujet à une constipation plus ou moins opiniâtre depuis quelques années, j'ai dû recourir sans cesse aux lavements et aux purgatifs ; mais, fatigué de ces moyens inefficaces, je profitai de l'indication que l'on me fit de votre Ervalenta, de laquelle j'ai fait usage pour la première fois en octobre 1841. Des évacuations naturelles eurent lieu pendant ce mois, et, quoique je ne l'employai qu'un mois, elles continuèrent une partie de l'hiver : elles cessèrent progressivement ; alors la constipation reparut aussi rebelle qu'autrefois.

Ce nouvel état de choses s'étant compliqué d'un bourdonnement dans la tête ; de tintements aux oreilles, d'une douleur rhumatismale affectant la partie gauche, depuis la hanche jusqu'au bas de la jambe, enfin, d'une permanence de *saburres* dans les voies digestives, je reviens de nouveau, le 1er mai dernier, à l'usage journalier de l'Ervalenta pour une partie de ma nourriture ; aussi ai-je vu cesser la constipation et les incommodités que je viens de citer, excepté cependant l'affection nerveuse, dont l'intensité augmente et se fait vivement sentir. Le soir, je frictionne cette partie gauche, et je l'exerce chaque jour par la marche, en faisant deux ou trois lieues, sans que ces moyens mécaniques m'aient procuré de soulagement.

Incertain si je dois essayer de combattre cette affection par des purgatifs, ou si je dois m'en tenir au régime de l'Ervalenta, dont les effets sur les intestins paraissent susceptibles de la faire cesser, je vous prie, Monsieur, de m'aider de vos conseils à cet égard, désirant ne pas agir contrairement aux prescriptions mentionnées dans les brochures qui accompagnent les paquets d'Ervalenta.

J'ai servi trente-deux ans, et je suis en retraite depuis quatre ans ; j'ai maintenant 54 ans.

Je crois devoir vous faire observer que cette partie gauche en question a été, il y a vingt cinq ans, fortement contusionnée par suite d'une violente chute de cheval de ce côté ; cependant je n'y ai jamais ressenti de douleur depuis.

J'ai l'honneur d'être, avec les sentiments les plus distingués, Monsieur, votre très humble et très obéissant serviteur.

Le baron BRADY DE LOGTHÉE.

Paris, place Royale, n. 15 ;
le 21 juin 1842.

N° 9.

CONSTIPATION HABITUELLE.

Monsieur, ayant été témoin de l'heureux résultat obtenu par le moyen de votre farine d'Ervalenta, par l'un de mes confrères, je vous fais la demande d'une boîte de cette même farine, pour une de mes sœurs âgée de 31 ans ; depuis six ans elle est dans un état de constipation presque continuel.

Veuillez, Monsieur, recevoir mes civilités respectueuses.

E LEDUC, *prêtre.*

Angers, petit séminaire, le 22 juill. 1842.

N° 10.

CONSTIPATION HABITUELLE.

Maux de tête fréquents. — Congestions sanguines à la tête.

Monsieur, si je n'ai pas répondu à votre dernière lettre du 22 aussitôt sa réception, je n'en ai pas moins songé à vous satisfaire sur la demande que vous m'y faites. Je suis même flatté de pouvoir vous payer ce faible tribut de ma vive reconnaissance.

Je crois donc pouvoir attester que de tous les aliments connus dans le pays, il n'en est aucun qui convienne mieux aux personnes constipées que l'Ervalenta.

Je ne crois pas exagérer en m'exprimant ainsi, puisque, ayant vainement cherché, pendant dix ans, des soulagements à cette infirmité, soit dans les aliments, soit dans la médecine, je n'ai jamais pu obtenir que des satisfactions passagères qui, je crois, ne faisaient qu'empirer mon état. Il n'y a pas encore trois mois que je fais usage de la fécule nommée Ervalenta, et déjà mes garde-robes sont naturelles et presque régulières, sans avoir eu recours, pendant tout ce temps, ni aux lavements ni aux pilules, moyens qui m'étaient devenus nécessaires.

J'étais sujet à de fréquens maux de tête et à des congestions sanguines à cette même partie, et les uns et les autres semblent avoir disparu depuis l'emploi de l'Ervalenta, encore bien que j'aie eu une forte grippe, accompagnée de fièvre, au moment de commencer mon traitement.

Je ne saurais donc m'empêcher de témoigner ma gratitude à l'auteur d'une découverte si précieuse, puisque cet aliment est à la fois très salutaire et très agréable au goût; seulement il est à regretter qu'il soit fixé à un prix trop élevé pour les tempéramens qui auront besoin d'en faire un usage plus prolongé.

Daignez, Monsieur, agréer l'assurance de la vive reconnaissance avec laquelle j'ai l'honneur d'être votre très humble et tres obéissant serviteur.

SERGENT, *prêtre.*

Angers, petit séminaire, 31 juill. 1842.

N° 11.

CONSTIPATION HABITUELLE.

M. Warton. — La première fois que je me présentai chez vous pour prendre de la farine d'Ervalenta, vers les premiers jours de juin dernier, vous me priâtes d'en remarquer les effets, et d'avoir l'obligeance de vous en rendre compte.

Mon épouse, pour qui cette farine était destinée, en fait usage depuis ce moment; elle s'est trouvée mieux au bout de trois jours de son emploi, et elle a continué depuis ce temps sans interruption toujours au moins une fois par jour; elle en fait ses déjeûners, au lieu de chocolat et de café qu'elle prenait auparavant.

Depuis au moins six ans, elle ne pouvait aller à la garde-robe que par les lavements, et encore, par ce moyen même, presque sans effet, et aujourd'hui et même depuis cette époque (premiers jours de juin), elle va régulièrement tous les jours. Elle est si joyeuse, qu'elle m'a prié de vous dire combien ce potage lui a été favorable.

J'ai reçu hier le paquet que je vous ai demandé, et dont vous avez reçu le montant.

J'ai l'honneur de vous saluer.

DE LASIAURE,
Propriétaire.

Paris, rue Rousselet-St-Germain, n. 11; 6 septembre 1842.

N° 12.

CONSTIPATION HABITUELLE.

Digestions lentes et difficiles. — Fréquentes migraines. — Fatigue habituelle de tête. — Etude pénible.

Monsieur, il y a environ huit mois que je fais usage de votre fécule d'Ervalenta, et je pense que vous serez bien aise d'apprendre le résultat que j'en ai obtenu.

Des digestions lentes et difficiles, de fréquentes migraines, une fatigue habituelle de tête qui me rendait le travail de l'étude fort pénible, mais surtout une constipation opiniâtre qui avait résisté à tous les remèdes et à tous les régimes depuis douze ans; telles sont, Monsieur, les affections qui m'ont fait recourir à l'Ervalenta, après avoir consulté mon médecin, qui m'a permis d'en essayer. J'avoue que, rebuté par tant d'autres essais inutiles, j'ai fait celui-ci avec peu de confiance; mais j'ai été agréablement surpris d'en éprouver les bons effets dès le cinquième jour auquel les évacuations naturelles ont pris un cours assez régulier Encouragé par ce premier succès, j'ai persévéré, et aujourd'hui, sans pouvoir me dire guéri, je dois reconnaître une amélioration sensible dans mon état. Si mon estomac exige encore beaucoup de précautions de ma part, il est vrai aussi que les garde-robes sont devenues presque quotidiennes, sauf les jours où les digestions ont été dérangées.

Les migraines sont plus rares, et l'aptitude au travail a commencé à me revenir, malgré une application trop soutenue qui, je n'en doute point, a dû contrarier beaucoup l'effet de mon traitement.

Je suis donc résolu de le continuer, animé que je suis de l'espoir d'une guérison plus complète. Du moins puis-je attester avec confiance l'efficacité de l'Ervalenta contre la constipation, puisque je n'avais trouvé jusqu'alors aucun aliment laxatif. C'est pourquoi je n'hésite pas à en conseiller l'usage à toutes les personnes que je sais atteintes de cette incommodité.

En attendant que je puisse vous donner connaissance de nouveaux succès, recevez, Monsieur, l'assurance de ma considération.

L'ABBÉ WARNET,
Directeur au séminaire du St-Esprit.

A Paris, r. des Postes, 26; 26 juin 1843.

P. S. Je suis tout prêt à confirmer de vive voix le témoignage que je vous donne ici, et vous pouvez m'adresser, à cet effet, les *incrédules* que vous n'aurez pu convaincre.

N° 13.

CONSTIPATION HABITUELLE.

Attaques d'apoplexie.— Crampes.— Douleurs de reins. — Evanouissements.

Monsieur, si ma déclaration peut contribuer à donner de la confiance à l'usage de la farine d'Ervalenta, je m'empresse de vous dire qu'elle a produit sur moi un effet miraculeux; car j'étais atteint depuis l'âge de 50 ans (j'en ai aujourd'hui 71) d'une constipation habituelle qui me tenait quatre, cinq, et six jours sans pouvoir aller à la garde-robe. Je n'ai pas besoin de vous dire, Monsieur, les souffrances que j'endurais quand arrivait le moment forcé d'évacuer. J'en ai eu des attaques d'apoplexie qui m'ont tenu des heures entières sans donner signe de vie, ensuite des crampes à me paralyser, des douleurs de reins impossibles à décrire, sans pouvoir marcher ni lever et tourner la tête sans tomber évanoui, ne pouvant me tenir dans aucune position.

C'est principalement depuis 1832 que ces indispositions sont devenues plus intenses, tout en faisant usage de lavements, de médecines, de bains, de pilules. Toutes ces choses ne me donnaient qu'un soulagement momentané : je désespérais vraiment d'obtenir une guérison. Lorsque j'ai vu dans les feuilles d'annonces l'exposition d'un moyen naturelle et facile de vaincre la constipation, je l'ai de suite employé, et depuis dix mois que j'en fais usage, je jouis aujourd'hui d'une santé parfaite avec la faculté de tous mes membres.

Je dois dire pourtant, et à l'avantage de la farine de l'Ervalenta, qu'après quatre mois que j'en avais fait usage, me croyant hors de danger, je renonçai à m'en servir; mais à peine cinq semaines étaient-elles écoulées, que toutes les infirmités précédentes vinrent m'accabler. Je dus recourir bien vite à la farine d'Ervalenta, qui, grâce à Dieu, m'a sauvé de nouveau, et depuis quatre mois que j'ai repris l'Ervalenta, je suis entièrement rétabli. Je continuerai de m'en servir comme substance alimentaire, sentant tout le bien qu'elle me fait.

J'avoue, qu'à la reprise, j'ai suivi plus exactement le régime recommandé dans l'instruction, ce que je n'avais pas très bien observé dans le principe.

C'est donc avec reconnaissance bien méritée que je vous prie d'agréer, Monsieur, mes remercîments sincères, et me croire avec la plus parfaite considération, Monsieur, votre très humble et très obligé serviteur.

F. MORIN,
Officier en retraite, chevalier des ordres militaires de Saint-Louis et de la Légion-d'Honneur.

Choisy-le-Roi, le 28 juin 1843.

N° 14.

CONSTIPATION HABITUELLE.

Maux de tête et d'estomac insupportables. — Insomnie totale pendant près de 35 ans. — Les membres continuellement brûlants. — Souffrances internes et continuelles. — Eblouissements.

Monsieur, une constipation qui depuis plus de douze années avait résisté à tous les genres de traitement; des maux de tête et d'estomac insupportables, joints à une insomnie qui ne m'a point permis de fermer les yeux depuis près de trente-cinq ans (1), les membres continuellement brûlants; enfin, Monsieur, des souffrances internes et continuelles, telle était ma position avant d'avoir fait usage de votre Ervalenta et de votre Mélasse.

Les effets ont été si merveilleux, que de malingre je suis redevenu dispos, et mes amis s'accordent à dire aujourd'hui, qu'ils ne m'ont jamais vu si bien portant

Toutes les personnes de ma connaissance qui font encore usage, comme moi, de votre Ervalenta, et qui ont employé la Mélasse, s'en trouvent parfaitement bien, et en continueront l'emploi, même en santé, comme (produisant) un des effets les plus salutaires qu'ils ont éprouvés. Tous se félicitent de votre heureuse découverte.

Grâce donc à votre Ervalenta, Monsieur, et malgré mes 66 ans, j'espère prolonger une existence qui, de pénible et de souffrante qu'elle était, est maintenant très supportable; car les maux de tête, les éblouissements, les souffrances internes, et presque l'insomnie, ont depuis longtemps disparu; mais malgré ces heureux résultats, je n'en continuerai pas moins l'usage de votre Ervalenta, comme étant le gage le plus assuré pour ne point retomber dans une rechute.

Agréez, avec l'expression de ma vive reconnaissance, l'assurance de la haute considération de votre très humble serviteur.

GENTIL, *propriétaire.*

Quai du Roi, chemin de halage, 12, à Orléans; 28 juin 1843.

N° 15.

CONSTIPATION HABITUELLE.

Monsieur, depuis plus de 25 ans que je mange et me nourris sans avoir le secours d'une seule dent dans la bouche, j'étais sans cesse dans un état de constipation des plus douloureux, ne pouvant me débarrasser de congestions de trois et souvent quatre jours, qu'avec le secours des pilules écossaises qui me remettaient sans cesse dans le même embarras, je me suis enfin vu soulagé par votre très agréable Ervalenta Dès le quatrième jour que j'en ai fait usage, je me suis senti soulagé, et depuis huit à neuf mois que j'en prends tous les matins, je n'ai pas manqué un seul jour d'aller à la garde-robe, sans efforts ni douleurs; alors même que ma digestion de la veille a été très pénible par la mastication imparfaite que reçoivent les aliments dont je fais usage.

Parvenu à l'âge de 80 ans, je me suis promis de ne plus changer cet excellent potage, même après parfaite guérison.

Je pense, Monsieur, que dans l'intérêt de l'humanité, vous ne pouvez trop recommander l'usage de cette excellente farine, administrée comme vous le conseillez.

Je suis très reconnaissant des soins que vous mettez à me la faire parvenir, et vous prie d'agréer l'expression de tous les sentiments de votre dévoué serviteur.

LE CHEV. DE MONTREUIL.

Sagy sur-Vaux (Seine-et-Oise), le 28 juin 1843.

N° 16.

CONSTIPATION HABITUELLE.

Monsieur, pour rendre hommage à la vérité, je déclare bien volontiers que j'ai fait usage de l'Ervalenta contre la constipation, dont je suis affecté depuis plus de 20 ans, et que j'en fais encore usage; que cette farine est agréable au goût, d'une facile digestion, et qu'elle apporte du soulagement à mon indisposition : je ne crois cependant pas qu'elle puisse la guérir complètement, ce qui peut être vient de ce que je ne puis m'astreindre au régime que vous indiquez.

J'ai l'honneur d'être votre dévoué serviteur.

ZEVORT père, *avocat.*

Bourges (Cher), 29 juin 1843.

N° 17.

CONSTIPATION HABITUELLE.

Maux de tête. — Affaiblissement, etc.

Monsieur, le genre d'affection qui m'a fait recourir à l'Ervalenta, est un état habituel de constipation, qui, depuis longues années, me rend la vie à charge par les fâcheuses conséquences qu'elle traîne à sa suite, tels que maux de tête, affaiblissement, etc.

Quant aux effets qu'a produits sur moi cette fécule, je ne pourrais dire qu'ils soient aussi complets que je le désirerais, car je suis loin encore d'être

(1) Cette inhabilité perpétuelle de dormir était occasionnée par une catastrophe, lorsque l'auteur de cette lettre était dans l'armée de Napoléon.

radicalement guéri ; mais ce que je puis dire, c'est que j'ai à me féliciter d'avoir recouru à ce moyen, qui m'a été vivement recommandé par unde mes amis, et que j'ai l'espérance, en continuant à y recourir, d'être délivré enfin et pour jamais de ma triste infirmité. Du reste, je dois ajouter qu'il n'y a point quatre mois encore que j'en ai consommé deux paquets seulement : une troisième demande que je vous ai adressée il n'y a que quelques jours, l'intention bien prononcée oùje suis de vous en adresser de nouvelles, les conseils que j'ai donnés à d'autres, et qui ont été suivis, d'essayer cette ressource précieuse, vous doivent être un garant et doivent l'être pour tout le monde, de l'estime que je fais de l'Ervalenta, et du regret que j'éprouverais qu'elle fût proscrite.

Agréez, je vous prie, Monsieur, l'assurance de ma considération la plus distinguée, SEVAUX, *prêtre ; Pr. Prof. au petit sémin. à Mortain.*

Mortain (Manche), le 29 juin 1843.

N° 18.

CONSTIPATION HABITUELLE.

Débilite effrayante des nerfs et de l'estomac.

M. Warton, etc.

Bien persuadé que votre Ervalenta n'est qu'un aliment précieux dans bien des cas, et jamais nuisible, je m'empresse de joindre ma voix à celle de ceux qui, comme moi, ont recueilli d'heureux fruits de l'emploi de cette fécule.

Pour ce qui me regarde, Monsieur, je vous dois une vraie reconnaissance ; car, affecté d'une constipation invétérée, qui ne cédant à aucun régime, à aucune méthode curative, avait fini par réduire mon estomac et mes nerfs à une débilité effrayante, j'ai retrouvé, je me plais à le dire, dans l'usage que je fais de votre fécule, depuis à peu près dix-huit mois, avec quelques petites interruptions, si ce n'est une santé parfaite, vers laquelle je marche cependant tous les jours, du moins une amélioration très marquée, et surtout une vigueur que je ne connaissais plus.

Les lettres que je vous ai écrites pendant ces dix-huit mois, pour vous demander de nouvelles doses d'Ervalenta, et surtout l'invitation que je vous ai faite d'en faire le plus tôt possible un dépôt à Genève, sont des garants de l'opinion favorable que ma propre expérience m'en a fait concevoir.

Daignez agréer, Monsieur, mes salutations et le témoignage de ma parfait considération.

L. SORDET, *conservateur de archives du canton de Genève.*

Genève (Suisse), 30 juin 1843.

N° 19.

CONSTIPATION HABITUELLE. — SOUFFRANCE GÉNÉRALE.

Monsieur, il y a longtemps que je voulais vous écrire, pour vous dire combien j'étais heureux d'avoir suivi votre traitement : ma négligence m'a empêché de le faire.

Ainsi que je vous le mandais dans le mois d'octobre dernier, depuis 1827 j'étais sans cesse malade, par suite d'une constipation qui avait résisté à tous les remèdes que les différents médecins m'avaient ordonnés. Depuis cette époque, je prenais tous les jours au moins un lavement, et mon état ne faisait qu'empirer. Enfin, lorsque je vis dans les journaux l'annonce de l'Ervalenta (et j'étais tellement malade à cette époque, que mes parents et mes connaissances m'ont dit depuis que tous m'avaient condamné), je me déterminai à vous prier de m'envoyer un paquet d'Ervalenta et de la Mélasse ; je cessai les lavements, et après un mois, c'est-à-dire le 15 novembre, je commençais à obtenir quelque résultat ; j'ai persévéré, et je persévère toujours, car je me trouve très bien ; j'ai pris un peu d'embonpoint, j'ai bonne couleur, et je ne suis plus constipé.

Je n'ai pas mangé de pain de froment depuis le mois d'octobre, ni mangé d'autres potages que ceux faits avec l'Ervalenta. Je crois que je serais tout-à-fait guéri, si je pouvais me décider à faire beaucoup d'exercice à pied, mais je vous avoue que je suis très paresseux.

Je dois vous dire que mon docteur, M. Dieulafoy, d'après l'effet que m'a produit ce régime, l'a ordonné à quelques-uns de ses malades, qui sont venus me trouver pour être bien fixés sur la manière d'agir, et pour savoir si vraiment le remède était bon. Vous ne devez pas douter quelle a été ma réponse, et je puis vous certifier que deux de ces malades, entre autres, se trouvent beaucoup mieux.

Je crois que je continuerai ce régime encore bien longtemps ; je n'ose en changer, tant je crains de rechuter.

Veuillez agréer, Monsieur, l'expression de mes sentiments distingués.

LE COMTE DE FERRABOUC.

Toulouse, 5, place Lafayette ;
1er juillet 1843.

N° 20.

CONSTIPATION HABITUELLE.

Impossibilité de supporter aucun aliment solide. — Accablement de douleurs dans tous les membres. — Incapabilité de marcher.

Monsieur, il y a un an, le 10 du mois précédent, que je fais usage de l'Ervalenta ; je me trouvais alors dans la plus fâcheuse situation. La constipation, qui m'a toujours été naturelle, etait tellement forte, que depuis plusieurs mois je ne pouvais supporter aucun aliment solide ; ma nourriture ne consistait plus que dans quelques bouillies très liquides, pour éviter les maux d'estomac que j'éprouvais sans cesse en prenant des aliment plus consistants. Ma constipation était telle, que, malgré l'usage fréquent et journalier de lavements et même de médecines laxative, je ne pouvais obtenir qu'avec beaucoup de peine une ou deux selles par semaine ; en outre, j'étais accablé de douleurs dans tous les membres, au point de ne pouvoir plus faire un pas hors de chez moi ; mais au bout de quinze jours d'usage de l'Ervalenta, mes fonctions alvines étaient rétablies dans leur état normal, et mes douleurs avaient presque entièrement disparu ; tellement que depuis dix mois à peu près je jouis de la plus parfaite santé, toutefois en continuant toujours l'usage de l'Ervalenta à la dose de 60 grammes par jour en deux potages.

C'est à ce précieux aliment que je dois l'état satisfaisant dont je jouis maintenant ; à l'égard de quoi, Monsieur, je vous dois, non seulement de la reconnaissance, mais plus encore, de la gratitude.

Je suis, Monsieur, avec la plus parfaite considération, votre très humble serviteur.

BARBIER,
Officier en retraite.

Rouen, rue de la Seille, 1 ;
1er juillet 1843.

N° 21.

1er CAS.

Maladies graves.

2e CAS.

Dépérissement horrible.

Monsieur, je viens aujourd'hui m'acquitter envers vous d'une dette bien sacrée, celle de la reconnaissance, et je ne sais trop comment m'y prendre pour vous l'exprimer.

En effet, Monsieur, quelles sont les paroles qui peuvent suffire pour vous remercier du service que vous m'avez rendu ? Il n'en est pas, et tout ce que je pourrais vous dire resterait au-dessous de ce que mon cœur vous voue de gratitude.

Abandonné et condamné par tous les médecins qui m'environnent, je me porte aujourd'hui à merveille. Je dois ma guéson à votre Ervalenta, et cette guérison est, selon l'expression du docteur Sicot, un miracle.

Je vous dois donc la vie, et comme rien au monde ne peut être mis en parallèle, je suis dans l'impossibilité de récompenser un tel service autrement qu'en vous priant, Monsieur, d'être bien persuadé que pendant tout le temps que je conserverai encore cette vie que je tiens de vous, je la consacrerai à faire des vœux pour votre parfait bonheur et à propager, autant qu'il sera en mon pouvoir, l'usage de l'Ervalenta.

Je vous apprendrai avec plaisir que M. le docteur Sicot, qui était aussi malade, et dans un état de dépérissement horrible, s'est également guéri avec l'Ervalenta, et c'est d'après mes conseils. Comme vous le voyez, le malade a guéri le médecin.

Veuillez, je vous prie, Monsieur, recevoir mille et mille actions de grâces de ma part et disposer de moi en toute occasion. Je serai très heureux que vous me mettiez à même de vous prouver toute ma reconnaissance.

C'est dans ces sentiments que j'ai l'honneur d'être, Monsieur, votre très humble serviteur.

E. AUBERT.

Bretteville-l'Orgueilleuse, près de Caen (Calvados), 4 juillet 1843.

N° 22.

L'Ervalenta que vous m'avez expédiée à Larajasse a eu les plus heureux résultats. Madame Sainte-Ursule, religieuse au couvent de Saint Joseph, à Saint-Sauveur (Loire), vous prie de lui en expédier un paquet de 4 kilogrammes.

Votre serviteur bien humble.

ROUX, *curé.*

St-Sauveur (Loire), le 23 sept. 1843.

Le conducteur de la diligence vous remettra le prix que je lui ai avancé.

N° 23.

Constipation excessive.—Lassitude complète. — Coliques nerveuses. — Inflammation des intestins. — Maux d'estomac.

M. Warton. — La personne en faveur de laquelle je vous ai écrit se trouve fort bien de votre remède ; dès le lendemain qu'elle a commencé à en user, ses déjections alvines sont devenues plus faciles, quoiqu'elles n'eussent lieu auparavant qu'avec difficulté tous les huit ou dix jours, et que sa constipation durât depuis longues années. Le dernier mois surtout, elle s'est trouvée dans un état de gêne inquiétant, lassitude complète, coliques nerveuses, inflammation des intestins, maux d'estomac : tout cela est disparu aujourd'hui ; espérons que la suite ne viendra point démentir ces bons effets.

BOUCLY, *curé.*

Champien, 25 août 1843.

N° 24.

Constipation. — Douleur aux intestins.

M. Warton.— Depuis plus de dix ans j'étais atteint d'une constipation opiniâtre, accompagnée de grandes douleurs aux intestins, et depuis que je fais usage de l'Ervalenta, ma santé s'est beaucoup améliorée ; j'espère que, avec quelque temps encore de persévérance, je parviendrai à ma guérison

Je vous prie de vouloir m'en faire passer un paquet de 4 kilogr. le plus tôt possible, attendu que je n'en ai plus que pour quelques jours.

Signé, Martin GAUTRY, *propriétaire.*

Orléans (Loiret), le 25 janv. 1844.

N° 25.

Constipation. — Catarrhe de la vessie

J'étais constipé depuis vingt mois par l'effet d'une autre maladie, qui est un catarrhe du col de la vessie : ce catarrhe, quelque benin qu'il soit, me cause des cuissons en urinant, que mon médecin a cherché à combattre par des lavements et toute espèce de rafraîchissants. J'ai pris jusqu'à trois lavements de suite sans aucun effet ; la térébenthine de Venise a seule atténué ce catarrhe qui m'ôtait le sommeil, et j'étais obligé de prendre du sirop diacode tous les soirs en me couchant. Voilà l'état où m'a trouvé l'emploi de l'Ervalenta. Le lendemain du jour où j'ai commencé ce traitement, j'ai obtenu une selle la plus parfaite. Au lieu de quelques crotins comme de petites noix que je rendais avec peine tous les trois ou quatre jours, depuis ce moment, j'ai eu sans douleur, tous les matins à sept heures, une selle parfaite, et tous les jours, à sept heures précises, j'ai le même bénéfice ; les cuissons que j'éprouvais en urinant sont très diminuées, et je dis à tous ceux qui veulent l'entendre, que l'Ervalenta me guérira deux maladies à la fois. J'ai pensé que ces détails vous seraient agréables. Je dors sans prendre de narcotique, ce qui est un effet bien appréciable.

Signé, T. de BOULOT, *membre de l'Académie des sciences, arts et belles-lettres de Besançon, etc.*

Besançon (Doubs), 21 février 1844.

N° 26.

Constipation.

M. Warton. — Au commencement de janvier, je vous ai demandé un paquet d'Ervalenta. Je vous prie de vouloir m'en envoyer un autre avec une bouteille de Mélasse. Ma constipation commence à être moins opiniâtre, et j'espère me bien trouver de l'usage de votre Ervalenta.

Signé, COGNET, *curé de Billezois.*

Billezois (Allier), le 4 mars 1844.

N° 27.

M. Warton. — Ayant employé les 4 kilogrammes d'Ervalenta, et commençant à en éprouver quelques bons effets, je vous prie de m'en envoyer 8 kilogr., et d'y joindre la quantité de Mélasse suffisante pour l'emploi de ces 8 kilogr. et pour en activer les bons effets.

Agréez, etc.

Le comte de BONNERIE-POGNIAT.

Château d'Aubiat, près Aigueperse (Rhône), le 27 mars 1844.

N° 28.

Digestion difficile.

Je viens vous prier, Monsieur, de vouloir bien m'expédier par la diligence 4 kilogr. d'Ervalenta.

Le traitement que ma fille a commencé, suivant vos prescriptions, continue à produire les plus heureux résultats.

Agréez, Monsieur, l'assurance de ma considération la plus distinguée.

B. GACHINARD, *négociant.*

Rochefort (Charente-Inférieure), le 23 avril 1844.

N° 29.

M. Warton. — Veuillez m'envoyer deux paquets d'Ervalenta et un exemplaire de votre Traité.

Je fais usage de votre Ervalenta depuis six semaines et j'en ai déjà éprouvé d'heureux effets. J'en ai cédé à quelques personnes, qui s'en sont bien trouvées.

Signé, COUREL, *notaire.*

Lisieux (Calvados), 25 avril 1844.

N° 30.

Estomac délabré.

M. Warton. — Je viens d'entendre vanter les heureux effets de l'Ervalenta par une personne qui déclare lui devoir la santé. Tout ce que l'on m'en a dit me persuade que cette substance peut produire de bons résultats sur mon estomac tout délabré, et je vous prie de m'en expédier *de suite* deux paquets de chacun 4 kilog. par les messageries.

Signé, D. HERVIEU, *curé de Fervacques.*

Fervacques (Calvados), le 8 août 1844.

N° 31.

M. Warton. — Ayant appris l'heureux effet qu'a produit votre *Ervalenta* chez plusieurs personnes de notre pays, je viens vous prier de m'envoyer, le plus tôt qu'il vous sera possible, une boîte de cette poudre dont vous êtes l'inventeur.

Signé, PEPONNET, *prêtre.*

Saint-Pierre, d'île d'Oléron (Charente-Inférieure), le 28 sept. 1844.

N° 32.

Constipation.

M. Warton. — Me trouvant parfaitement bien depuis que j'emploie l'Ervalenta pour détruire la constipation, j'ai l'honneur de vous prier de vouloir bien m'envoyer un paquet d'Ervalenta de 4 kilogr.

Signé, RACZYNSKI, *officier de cavalerie belge.*

Louvain (Belgique), le 3 oct. 1844.

N° 33.

Constipation.

J'ai l'honneur de vous écrire pour vous prier de m'expédier une boîte d'Ervalenta.

L'usage de cette farine m'a toujours été favorable jusqu'à présent, et a répondu à mon attente par son effet assuré contre la constipation.

Signé, DURANTON, *curé.*

Armeau (Yonne), le 3 nov. 1844.

N° 34.

M. Warton. — Je vous prie de vouloir bien remettre à la direction des messageries deux paquets d'Ervalenta.

Plusieurs personnes de cette ville, qui emploient comme moi votre Ervalenta, et qui s'en trouvent bien, désireraient qu'il y eût ici un dépôt. Cette mesure, qui serait dans l'intérêt de la localité, pourrait aussi, je crois, augmenter ici la consommation de ce produit.

Signé, LACOLLEY, *avocat.*

Amiens (Somme), 5 janv. 1845.

N° 35.

Constipation.

Je vous dirai, Monsieur, que j'ai commencé pour la première fois l'emploi de l'Ervalenta le 5 du mois courant, et que le 9 j'ai eu une première selle trois heures après le déjeuner, et tous les jours elles se renouvellent à la même heure, ce que je n'avais eu depuis longtemps sans le secours de médicaments.

Signé, BITAUBEC, *officier en retraite.*

Huningues (H.-Rhin), 12 janv. 1845

N° 36.

M. Warton. — J'ai l'honneur de vous prier de m'envoyer par les messageries un second paquet d'Ervalenta. L'emploi de cette substance a produit sur moi l'effet que j'en espérais, après avoir lu vos instructions.

Signé, PAYART,
officier de marine en retraite.

Saint Martin au-Laërs (Pas de-Calais), 12 février 1845.

N° 37.

M. Warton. — Je vous prie de m'envoyer, par la diligence et le plus promptement possible, un paquet d'Ervalenta. J'ai déjà commencé à en prendre; il ne m'en reste plus que pour six ou huit jours; et, comme je trouve qu'il me fait du bien, je ne voudrais pas mettre d'interruption.

Signé, DE SAINT-MARTIN,
capitaine au 1er *rég. de dragons.*

Auch (Gers), le 30 mars 1845.

N° 38.

M. Warton. — Depuis le 28 mars dernier, je me suis mis à l'usage de votre Ervalenta, et je m'en suis fort bien trouvé. Ma provision étant bien près d'être épuisée, je vous prie de m'en adresser tout de suite deux autres paquets.

Signé, DELAGE, *juge de paix.*

Villars (Dordogne), 13 juin 1845.

N° 39.

Constipation. — Digestions douloureuses.

M. Warton. — Depuis six semaines que je fais usage de votre Ervalenta, les évacuations alvines ont eu lieu journellement. Les digestions sont moins douloureuses.

Signé, JOLY, *capitaine en retraite.*

Maulay (Côtes-d'Or), 6 juillet 1845.

N° 40.

Constipation. — Crises d'estomac — Maigreur. — Faiblesse. — Tristesse.

M. Warton. — Lorsqu'il y a environ quinze mois j'eus l'honneur de vous demander pour la première fois l'Ervalenta, dont l'usage a été si favorable à ma femme, elle était dans un état presque désespéré; l'ignorance des médecins ou l'impuissance de leurs médicaments l'avaient mise à deux doigts du tombeau.

Le seul service pour lequel je doive de la reconnaissance à la Faculté est de m'avoir poussé, par son incurie, à employer tous les moyens qui viendraient à ma connaissance pour sortir d'une si affligeante position.

Six jours après que madame Caffo eut commencé l'usage de l'Ervalenta, accompagnée de mélasse et de pruneaux, les selles qui ne pouvaient être obtenues que rarement et avec l'usage réitéré de lavements émollients, revinrent naturellement, les crises d'estomac cessèrent peu à peu de présenter un caractère aussi grave, puis insensiblement ne se firent plus remarquer qu'à de longs intervalles, et l'on peut dire qu'elles sont actuellement entierement disparues; à la maigreur succède l'embonpoint; les muscles ont pris de la force, les reins qui pouvaient à peine supporter pendant une demi-heure la position verticale, se sont raffermis et permettent à la malade de rester levée toute la journée, ce que elle ne pouvait plus faire lorsqu'elle a commencé son traitement par l'Ervalenta. La tristesse presque constante qui l'assiégeait ne se montre plus que rarement; en un mot, il y a dans sa position un mieux miraculeux qui nous fait espérer qu'avec de la persévérance nous obtiendrons une guérison radicale : ce sera à vous que nous la devrons, et je vous en adresse à l'avance mes remercîments bien sincères.

J'ai considéré comme un devoir de vous donner tous les renseignements qui précèdent, pour vous servir au besoin à combattre la mauvaise volonté des médecins, qui, si j'en juge par ceux de la localité sont très éloignés de conseiller votre alimentation comme méthode curative.

Signé, CAFFO,
capitaine-trésorier du 6e *escadron du train des parcs d'artillerie.*

Saverne (Bas-Rhin), 4 août 1845.

P. S. Veuillez me faire expédier, le plus tôt qu'il se pourra, deux paquets d'Ervalenta, dont le montant est ci-joint en un effet à vue.

N° 41.

Constipation.

M. Warton. — J'ai reçu le paquet d'Ervalenta que vous m'avez adressé dernièrement ; j'en ai fait usage et je dois, par respect pour la vérité, vous dire que j'en ai obtenu les plus heureux résultats ; une constipation chronique, dont j'étais affligé depuis très longtemps, a cédé à l'usage de votre poudre. Au bout de cinq jours, les évacuations ont commencé et continuent ; étant disposé à continuer, je vous prie de m'en envoyer encore un paquet de 4 kilog. par la voie des messageries.

Agréez, Monsieur, l'assurance de ma considération distinguée.

LAUGIER, *receveur principal.*

Sisteron (Basses-Alpes), 9 août 1845.

N° 42.

Gastro-entérite occasionnée par l'usage immodéré des purgatifs drastiques. — Maladie urinaire.

M. Warton. — L'état déplorable dans lequel j'étais, en commençant l'usage de l'Ervalenta, a dû présenter à cet agent une lutte assez difficile à soutenir : néanmoins, depuis vingt jours, l'amélioration est manifeste, et, si elle continue proportionnellement pendant l'usage du deuxième paquet que je vous prie de m'envoyer, je vous dirai que votre excellente farine aura guéri une gastro-entérite occasionnée par l'usage immodéré des purgatifs drastiques ; de plus, l'inflammation intestinale commençant à agir sur l'appareil urinaire, j'ai ressenti de cruelles souffrances sur tous les organes environnants. Mon désespoir égalait l'impuissance des remèdes employés pour me soulager. Aujourd'hui, grâce à la selle quotidienne que me procure sans efforts votre Ervalenta, je vois diminuer les douleurs.

Signé : STOPLER, *trésorier du* 63e.

Verdun (Meuse), 14 septembre 1845.

N° 43.

Constipation. — Affection cérébrale.

M. Warton. — Ayez la bonté de m'envoyer un paquet d'Ervalenta. — Je me rendis dernièrement chez vous à Paris pour prendre cette fécule, et aussi votre avis sur ma disposition aux affections cérébrales dont j'ai déjà éprouvé une forte atteinte ; mais la crainte que cette fécule ne me fût contraire comme les autres farines qui épaississent le sang, et votre retenue à cet égard m'intimidèrent. Cette crainte vient d'être écartée par mon docteur qui en fait prendre à ses malades. Je serais charmé, Monsieur, de pouvoir contribuer à un suffrage dont mon état de santé et mon âge doubleraient le prix de gloire que vous mérite cette précieuse découverte.

Agréez, etc.

Baron DU PLESSIS.

Rennes (Ille-et-Vilaine), 18 sept. 1845.

N° 44.

M. Warton. — Je vous prie d'envoyer deux paquets d'Ervalenta et deux bouteilles de Mélasse.

J'ai presque consommé un de vos paquets d'Ervalenta, j'en éprouve un mieux sensible.

Signé : MACÉ, *vicaire.*

Saint-Véran (Côtes-du-Nord).

N° 45.

M. Warton. — Sur les bons témoignages rendus par beaucoup de médecins à votre fécule Ervalenta, je vous prie de m'en expédier deux paquets.

Signé : JACQUES,
Docteur en médecine.

Sirod (Jura), 17 janvier 1846.

N° 46.

M. Warton. — Les heureux effets que je commence à obtenir de l'usage de l'Ervalenta, me portent à vous prier de vouloir bien me faire un nouvel envoi de 4 kilog. de cette farine,

Signé : A. BERNADOU,
Inspecteur des écoles primaires.

Niort (Deux-Sèvres), 5 février 1846.

N° 47.

M. Warton. — Ayant fait usage du paquet d'Ervalenta que vous m'avez envoyé, et m'en étant assez bien trouvé, quoique je n'aie pas suivi régulièrement l'ordonnance que vous prescrivez ; voulant continuer à faire usage de cette substance salutaire et nourrissante, je vous envoie en conséquence, pour le prix d'un autre paquet, la somme de

13 fr. 25 c., savoir : 12 fr. 50 c. pour l'Ervalenta, et 75 c. pour la caisse.

J'ai bien l'honneur d'être, Monsieur, votre très humble et très obéissant serviteur.

Signé : GRINDELLE, *géomètre.*

Prussigny-le-Grand (Vienne), 18 mars 1846.

N° 48.

Constipation.

M. Warton. — Il y a huit mois que je prends régulièrement de l'Ervalenta soir et matin ; je m'en trouve fort bien.

Veuillez m'envoyer une bouteille de Mélasse et un *Traité de la Constipation.*

Signé : CRÉTIN, *curé.*

Gellin (Doubs), 20 mars 1846.

N° 49.

M. Warton. — L'an dernier, février 1845, j'étais à Paris pour consulter une seconde fois sur l'état de ma santé, qui, depuis trois ans, m'empêche d'exercer aucune de mes fonctions. Passant dans la rue Richelieu, je fis descendre mon frère de voiture pour m'acheter la brochure de l'Ervalenta que j'avais vue plusieurs fois annoncée dans les journaux. Après l'avoir lue, je restai incrédule. Ne me blâmez pas, car quand, comme moi, on a essayé de tout sans résultat aucun, on en vient là, à l'incrédulité. Je revins donc de Paris sans avoir fait l'acquisition de l'Ervalenta cette année. Il y a huit jours, j'étais à la campagne pour affaires, lorsque je rencontrai le vicaire du village de Vercelle (Doubs), qui me surprit par son embonpoint. La vue de ce jeune ecclésiastique me fit plus d'effet, quand il m'eut dit qu'il devait sa santé à l'Ervalenta, que tout ce que j'en avais lu. — Veuillez donc, Monsieur, m'envoyer par les messageries un paquet d'Ervalenta.

Signé : MONNIER, *prêtre*

Besançon (Doubs), 11 avril 1846.

N° 50.

M. Warton. — Ayant eu connaissance des bons effets que produit chaque jour votre Ervalenta, je m'empresse de recourir à vous pour vous prier de m'expédier, par la voie la plus prompte, deux paquets de cette farine.

J'ai l'honneur d'être, avec les sentiments les plus distingués, Monsieur, votre très humble et très obéissant serviteur.

LAUVE, *curé.*

St-Malo-de-Guersac, commune de Montoir (Loire-Inférieure); 5 mai 1846.

N° 51.

Irritation d'entrailles.

M. Warton. — Un chanoine de Viviers, qui était atteint d'une irritation d'entrailles, ayant fait usage de la farine Ervalenta, s'en est trouvé tout-à-fait bien. Comme je suis atteint de la même maladie, il a bien voulu me donner votre adresse. Je viens à cet effet vous prier d'en remettre à la personne qui vous remettra ma lettre.

Signé : AURIC, *maître de l'Hôtel des Princes.*

Montélimart (Drôme), 12 mai 1846.

N° 52.

M. Warton. — Je vous expédie un bon de 12 fr. 50 c, pour 4 kilog. d'Ervalenta, que je vous prie de m'envoyer au plus tôt par la voie la plus expéditive.

Une fois déjà nous avons fait usage de votre précieuse farine, et nous nous en sommes très bien trouvés.

J'ai l'honneur de vous offrir l'assurance de mon respect et de ma reconnaissance.

SURIRE, *prêtre.*

Vendes, par Tilly-sur-Seule (Calvados); 20 juin 1846.

N° 53.

M. Warton. — Ayant obtenu de bons effets de votre fécule, dite *Ervalenta*, je viens vous prier de m'en expédier un nouveau paquet.

Signé : CH. BONNARLE, *propriétaire.*

Arnay-le-Duc (Côte-d'Or), 2 août 1846.

N° 54.

Affection des intestins, etc.

M. Warton. — Je vous prie de vouloir bien m'expédier par la voie la plus prompte une boîte d'Ervalenta. Je désire seulement que cette farine produise des effets aussi avantageux sur l'affection des intestins dont je suis atteint, que votre premier envoi, il y a environ douze à quatorze mois. Cette affection vient de se renouveler sous l'influence des grandes chaleurs.

Signé : LOUVRIER, *Médecin-vétérinaire*.

Sellières (Jura), 19 août 1846.

N° 55.

Constipation. — Hémorrhoïdes, etc.

M. Warton. — C'est avec bien du plaisir que je viens rendre hommage à l'Ervalenta, dont je me trouve très bien; j'en fais mon souper tous les soirs. Cette farine m'a rendu de grands services en me délivrant de la constipation et des hémorrhoïdes ; elle me procure un sommeil tranquille et de l'embonpoint, et elle m'a bien fortifiée.

Signé : Mlle GRIVAUD.

Cuisery (Saône-et-Loire), 27 sept. 1846.

N° 56.

M. Warton. — Sans votre bonne découverte je n'existerais pas il y a très longtemps, c'est depuis le 28 août dernier que je fais usage de votre Ervalenta, et je vous en témoigne toute ma gratitude vu que je reviens à mon ancien état normal.

Signé : PHILIPPON, *Propriétaire*.

St-Gervais-sur-Mer ; 6 sept. 1847.

N° 57.

M. Warton. — Ayant éprouvé de bons effets de votre remède contre la constipation, je vous prie de vouloir bien me faire parvenir le plutôt possible deux autres paquets de votre Ervalenta.

Signé : L. BOUCHES.

Quimper, 9 sept. 1847.

N° 58.

M. Warton. — Depuis deux ans que je me trouve en combat avec la mort, je ne puis pas vous dire le nombre de médicaments que j'ai pris afin de me guérir des maux d'estomac, douleurs dans les reins et un malaise dans tout mon être dont je suis atteint. Ayant vu dans les journaux votre annonce sur la constipation, j'ai fait venir de votre excellente Ervalenta, et au moyen de laquelle je commence à reprendre espérance, ayez la bonté de m'en envoyer deux paquets.

Signé : F.-A. WINZMANN.

Cologne, 9 décembre 1847.

N° 59.

M. Warton. — Atteint d'une affection nerveuse aux yeux, j'ai fait usage de votre Ervalenta, et me trouve chaque jour mieux, je désire que vous ayez la bonté de m'envoyer le plus tôt possible un paquet de votre excellente Ervalenta.

Signé : COLIN, *libraire*.

Tonnerre, 6 janvier 1848.

N° 60.

M. Warton. — Votre Ervalenta dont j'ai fait usage il y a quelques années m'avait fait un bien infini ; aujourd'hui que je souffre de nouveau, je désire avoir deux paquets.

Signé : CALIER, *chevalier de la Légion-d'Honneur*.

Coucy, 11 avril 1848.

N° 61.

M. Warton. — J'ai fait usage de votre Ervalenta et j'ai ressenti de si heureux effets que je désire continuer. Ayez la bonté de ne mettre aucun retard à cet envoi, parce que sortant d'une maladie grave, j'en ai le plus grand besoin.

Signé : C. BERNARD, *curé*.

Aytre, 9 février 1849.

N° 62.

M. Warton.— Je ressens une si grande amélioration de l'usage de votre Ervalenta que je crains d'en manquer, même un seul jour, je vous prie en conséquence de m'en expédier deux paquets.

Signé : LEGENDRE, *Juge de paix*.

Saint-Vaast, 2 mai 1848.

N° 63.

M, Warton. — Je soussigné certifie par la présente, qu'ayant fait usage de l'Ervalenta et de la Mélasse Warton contre une constipation opiniâtre, j'en ai éprouvé le plus grand bien, et peut en conséquence le recommander à toutes les personnes affectées de cette incommodité.

Signé : G. MICHELS VAN KESSENIET.

Limbourg-Hollandais, le 13 déc. 1848.

N° 64.

M. Warton. — Je viens vous faire une nouvelle demande d'Ervalenta, j'ai consommé les deux paquets, et le grand bien que j'ai retiré de cette précieuse farine, m'engage à en continuer l'usage. Du moment ou j'ai fait usage de votre Ervalenta, mes selles furent plus faciles, les maux de tête, les migraines que j'éprouvais ont beaucoup diminué, mes nerfs sont aussi bien moins irrités.

Signé : B. BIDET, *prêtre.*

Saint-Herblon, 2 juin 1849.

N° 65.

M. Warton. — J'ai fait usage de votre Ervalenta, elle m'a fait beaucoup de bien, et je vous en suis reconnaissant par ce qu'en suivant exactement vos instructions, j'espère vaincre le mal qui me tourmente depuis si longtemps.

Signé : F.-A. WINZMANN.

A Cologne, ce 2 janvier 1849.

N° 66.

M. Warton. — Le pauvre malade qui faisait usage de votre Ervalenta n'a qu'à se féliciter de son essai ; il va à la garderobe à peu près chaque jour, et assez fréquemment sans difficulté ; il est enfin débarrassé de l'obligation de prendre des lavements dont trop souvent l'effet était nul, etc.

Signé : JULES CORNE,
Chirurgien-major en retraite.

Besançon, 26 juin 1849.

N° 67.

M. Warton. — J'ai commencé à prendre l'Ervalenta, le 18 avril ; dans ce moment j'étais bien malade ; il y avait quatre mois que je ne m'étais purgé, mais je ne pouvais attendre d'avantage. Je souffrais de maux de tête, d'un grand rhume, une constipation des plus rebelles qui date de vingt ans. Enfin, tout cela a disparu, à l'exception de la constipation. Le défaut d'instruction m'empêche de faire tous les éloges que mérite cette alimentation.

Signé : CARBONEL,
Propriétaire,

rue des forgerons ; Aurillac (Cantal), ce 11 juin 1849.

ATTESTATIONS ANGLAISES, etc.

N° 1.

14, Coleman Street, Londres ; 16 avril 1843.

Monsieur, je viens vous déclarer, sans la moindre hésitation, que votre Ervalenta m'a fait beaucoup de bien, que je l'ai recommandée à beaucoup de mes amis atteints de la même infirmité que moi, et que j'ai l'intention de continuer à en prendre dans l'espoir d'en obtenir du soulagement, sinon une guérison complète.

Je fais des vœux sincères pour que vous sortiez victorieux du procès dont on vous menace, et j'ai l'honneur etc.

DE YRIGOYTÉ.

N° 2.

Twyford, près de Winchester ; 11 août 1844.

Mon cher Monsieur, vous serez sans doute satisfait d'apprendre, qu'ayant entendu parler, ces jours derniers, d'une personne honorable de ce village à laquelle votre Ervalenta avait fait un bien merveilleux, je demandai la permission de la voir, et que je reconnus la vérité du fait.

Depuis douze ans, cette personne souffrait d'une constipation opiniâtre qui lui était venue à la suite d'une violente maladie, et qui était accompagnée d'une tendance du sang vers la tête, de spasmes, de défaillances, de douleurs dans le côté, etc. Après avoir eu recours à une foule de médicaments qui ne produisaient souvent aucun effet, elle vit votre annonce dans le journal, envoya chercher un paquet d'Ervalenta, et, après qu'elle en eut pris une seule fois, ses intestins fonctionnèrent. Il y a six semaines qu'elle en a fait usage, et elle n'est plus reconnaissable.

J'ai l'honneur etc.

ANNA (Lady) LYON.

N° 3.

Upper Clapton (Londres); 28 mars 1845.

Monsieur, je considère comme une grâce particulière d'avoir rencontré votre excellente farine, et je vous suis très reconnaissante pour l'amélioration de ma santé. J'avais, pendant plusieurs années, souffert d'affections inflammatoires chroniques dans quelques parties de mon corps; maintenant je me trouve dans un état de rafraîchissement et de bien-être, et, la plupart des jours, les intestins fonctionnent assez bien pour n'avoir pas besoin de médicaments; et, comme vous le dites très justement dans votre livre, il n'y a que ceux qui ont souffert pendant des années qui peuvent apprécier ce bonheur. Cependant, les intestins ne fonctionnent pas encore facilement, ni librement; mais, comme j'ai éprouvé que ce que vous dites est la vérité, je vis dans l'espérance, qu'avec une patiente persévérance je pourrai être entièrement guérie. On me plaisante beaucoup, mais je sais mieux que personne ce que j'éprouve moi-même J'ai recommandé la farine à beaucoup de personnes.

Signé, MARIANNE TURNER.

N° 4.

3, Wykeham Terrace, Brighton; 29 avril 1845.

Monsieur, je m'empresse de vous informer que, souffrant depuis longtemps d'une affection du foie et de la poitrine, accompagnée de dérangement dans la digestion et dans les fonctions intestinales, j'ai pris deux fois de l'Ervalenta, et que j'en ai obtenu de bons résultats. J'en prends tous les matins à déjeûner, et je n'ai plus besoin par ce moyen de recourir aux purgatifs. Je n'hésite donc point à attester tout le bien que m'a fait ce produit, et je fais des vœux pour que vous parveniez à déjouer les tentations qu'on ferait pour en interdire la vente.

Signé, le Capitaine J. RALSTON.

N° 5.

Hood Street, Newcastle upon Tyne; 8 avril 1845.

Messieurs, je vous transmets ci-joint un mandat de 16 s 6 d pour le paquet d'Ervalenta que vous m'avez envoyé la semaine dernière. Depuis que j'en fais usage, je souffre beaucoup moins de la constipation à laquelle je suis sujet.

Signé, J. BOURNE.

Messieurs Youens et Cie.

N° 6.

16, Gerrard Street, Soho (Londres); 28 avril 1845.

Monsieur, ayant reçu aujourd'hui votre circulaire, je m'empresse de vous répondre que j'ai pris de votre Ervalenta pendant près de deux mois, et qu'elle m'a procuré un grand soulagement pour la constipation opiniâtre dont j'étais atteint.

Je serais heureux que ce témoignage pût vous être utile, car le rétablissement de mes fonctions intestinales a beaucoup amélioré ma santé.

Signé, J. W. HENDERSON, K. W.
Major en demi-solde.

P. S Il y avait si longtemps que je souffrais de la constipation, que les lavements et les apéritifs ne me procuraient qu'un soulagement momentané. Je vais maintenant à la selle aussi facilement et aussi régulièrement que je puis l'espérer à mon âge.

N° 7.

Edimbourg, 27 février 1845.

Messieurs, je m'empresse de vous annoncer que je prends de l'Ervalenta depuis une qunizaine de jours, et que, dès le premier, elle a parfaitement réussi, sans manquer depuis son effet. Je prenais, depuis vingt ans des pilules tous les soirs, et je considérerai comme un grand bonheur pour moi d'être délivré de cette véritable servitude. Ayez la bonté de m'envoyer, par le premier paquebot, un autre paquet d'Ervalenta et une bouteille de Mélasse.

Signé, W. MERCER.

N° 8.

King's Linn, Norfolk; 14 avril 1845.

Monsieur, j'éprouve beaucoup de plaisir à vous dire qu'après avoir reçu de votre agent dans Ludgate Hill, à Londres, deux paquets de l'Ervalenta, et m'en être servi, je trouvai ma santé beaucoup améliorée. J'avais souffert fortement d'une constipation des intestins continuée, ne me débarrassant jamais qu'au moyen de purgatifs forts. Je considère l'Ervalenta comme ayant rempli tout son but chez moi, et je persévère encore à en faire usage; aussi sera-ce pour moi un grand plaisir de la recommander pour des cas semblables au mien.

Signé, W. WETHERELL.

N° 9.

Heath Glass works, Worcestershire; 21 avril 1845.

Monsieur, j'ai reçu aujourd'hui la lettre adressée par vous à M. Greatbatch, Farringdon street, à Londres, qui n'avait fait qu'acheter l'Ervalenta pour me l'envoyer. C'est avec grand plaisir, Monsieur, que je répondrai à vos demandes.

J'éprouvais de l'indigestion et une grande faiblesse qui provenaient, je le crois, de l'excès de travail; c'était au point que depuis plusieurs années, je ne pouvais souvent aller à la selle qu'au moyen de purgatifs, qui ne me procuraient qu'un soulagement momentané, la même incommodité me revenant avant peu. J'avais essayé pendant longtemps de plusieurs purgatifs fort prônés en Angleterre, et quoique je suivisse un régime, ma maladie ne se guérissait nullement, et ne diminuait même pas. Au mois de septembre dernier, il me tomba sous les yeux une annonce de votre Ervalenta dans le *Times*. Je résolus d'en essayer; mais auparavant je me procurai votre brochure, et la lecture que j'en fis attentivement, acheva de me décider. J'envoyai chercher un paquet à Londres, je suivis vos instructions, et neuf jours après j'obtins du soulagement. J'ai continué depuis lors à prendre de l'Ervalenta, et toujours elle m'a parfaitement réussi. Je me porte beaucoup mieux; je vais à la selle régulièrement une fois par jour, et depuis que l'Ervalenta forme une partie de ma nourriture, je n'ai eu besoin d'aucune espèce de purgatifs. Croyez à toute ma reconnaissance pour le bien que je vous dois. J'aime beaucoup l'Ervalenta comme aliment, et je la préfère à toute autre chose pour déjeûner; elle me semble agréable au goût et nourrissante. Je serais donc vraiment désolé qu'on parvînt à en empêcher la vente en Angleterre.

Signé, W. WALKER.

N° 10.

35, Mayhill Street, Brighton; 22 avril 1845.

Monsieur, je réponds à votre lettre du 15 de ce mois. Je n'ai pris qu'un paquet d'Ervalenta. Etant depuis longtemps sujet à des attaques d'épilepsie qui provenaient principalement, m'a-t on dit, d'un dérangement d'estomac, et souffrant de la constipation depuis plusieurs années, je me suis décidé à essayer de l'Ervalenta, et les fonctions de mon estomac et de mes intestins se sont régularisées, grâce à elle. Je vais maintenant à la selle une fois par jour; je n'ai point eu d'attaque d'épilepsie depuis le 4 janvier dernier. J'ai pris de l'Ervalenta régulièrement deux fois par jour pendant trois semaines, et c'est de là que me paraît provenir le rétablissement de mes fonctions intestinales. Jamais les purgatifs n'avaient opéré en moi un changement aussi graduel et aussi marqué.

Signé, J. SPEARING.

N° 11.

Bayswater, 16 avril 1845.

Monsieur, je m'empresse de répondre aux diverses questions que vous m'avez adressées relativement à l'Ervalenta, mais je désire que ma réponse ne soit publiée en entier qu'autant que cela serait *absolument nécessaire*.

Vous apprendrez avec satisfaction que depuis que je prends de l'Ervalenta et de la Mélasse, conformément à vos instructions, ma santé s'améliore sensiblement, et que je puis me passer entièrement des purgatifs dont j'étais forcé de faire usage depuis fort longtemps.

Quoique je n'aie pas fait un assez long usage de l'Ervalenta pour qu'elle ait pu guérir une maladie si ancienne, j'ai éprouvé un grand soulagement en trois mois seulement, et j'espère qu'en continuant à en faire usage, j'obtiendrai les plus heureux résultats.

Dans l'espoir que l'on ne vous empêchera pas de continuer à me procurer, à moi et à tous ceux qui en ont besoin, un

aliment si agréable, j'ai l'honneur etc.
Mad. L. THOMPSON.

N° 12.

6, Clarence Place, Kingsdown, Bristol ; 28 avril 1845.

Monsieur, quoiqu'il me soit peu agréable d'écrire à présent, je crois qu'il est de mon devoir, et que je vous dois cette justice, d'exprimer les résultats avantageux que j'ai eu le bonheur d'éprouver dans l'usage de la fécule que vous appelez Ervalenta. Je regarde l'Ervalenta comme une farine doucement laxative et *tout-à-fait innocente*. C'est une substance de grande valeur pour les malades, mais plus spécialement est-elle utile à cette classe très nombreuse de personnes souffrantes qui sont forcées d'avoir recours aux apéritifs et aux médicaments puissants pour se débarrasser de la constipation des intestins. La société doit reconnaître le bien que votre découverte a apporté à un grand nombre ; — la société vous doit une dette de reconnaissance ; — parce que vous l'avez dotée d'un baume et d'un remède pour une maladie presqu'incurable, — pour une maladie tourmentant le corps et détruisant la santé.

THOMAS R. FREY.

N° 13.

269, Strand, Londres ; 28 avril 1845.

Monsieur, je m'empresse de vous informer, en réponse à votre circulaire, que j'ai pris trois paquets d'Ervalenta, et qu'elle a opéré en moi l'effet que j'en attendais. N'ayant pas besoin de continuer, je n'en ai pas fait usage depuis trois ou quatre mois ; mais si j'éprouvais le besoin d'en reprendre, je m'y remettrais sans hésiter. Je souhaite que vous surmontiez au gré de vos désirs les difficultés dont on vous menace.

Signé, J. TUCKER.

N° 14.

Dundalk, Irlande ; 29 avril 1845.

Monsieur, votre Ervalenta m'a bien certainement délivré des aigreurs d'estomac. C'est pour moi un aliment fort agréable, et il me paraîtrait peu coûteux, si ce n'était la dépense du transport de Londres ici. Je vous engage à établir promptement un dépôt à Dublin. Mon intention est de continuer à faire usage de l'Ervalenta.

Signé, TH. BOURNE.

N° 15.

Coton, Nuneaton ; 30 avril 1845.

Monsieur, étant parfois atteint de dérangements d'estomac qui donnaient lieu à la constipation, je me suis décidé à prendre de l'Ervalenta Au bout de quatre à cinq jours, mes selles sont devenues chaque jour plus abondantes, grâce à cet aliment ; mais n'ayant pas été sérieusement indisposé, je ne puis me prononcer sur la question de savoir si elle peut guérir complétement la maladie dont il s'agit. J'ai soin d'avoir toujours de l'Ervalenta sous la main, et lorsque je me sens resserré, j'en prends à déjeûner pendant dix ou quinze jours. Je la considère comme parfaitement innocente dans son action et comme exempte de toute propriété nuisible.

Signé, H. R. HARPIER (Esq.)

N° 16.

Upper Clapton, Middlesex ; 30 avril 1845.

Monsieur, j'ai reçu la lettre que vous m'avez fait l'honneur de m'écrire le 26 du courant, et je m'empresse de vous informer que l'Ervalenta et la Mélasse m'ont fait le plus grand bien.

Il y a sept mois que j'ai commencé à en prendre sur les instances d'un ami qui en avait obtenu d'excellents résultats. J'étais alors convalescente d'un grave accès d'inflammation chronique du foie, et ma santé était fort délicate. Ayant été sujette à la constipation pendant la plus grande partie de ma vie, je n'avais pu, tant qu'avait duré la maladie dont je viens de parler ; obtenir du soulagement qu'au moyen de purgatifs ou d'autres médicaments. Sous ce rapport, l'Ervalenta et la Mélasse m'ont fait un bien infini, et je suis heureuse d'ajouter que leur efficacité est toujours la même. Mon médecin, qui *est un des plus distingués* de ce pays-ci, m'a permis d'en faire usage, et j'ai continué à en prendre *d'après son désir*.

Je regretterais beaucoup, Monsieur, les mesures qu'on voudrait prendre pour empêcher l'importation d'un si précieux remède que la Providence semble avoir mis entre vos mains pour le soulagement de vos semblables. Quant à moi, je considérerais l'impossibilité de se procurer ici votre farineux, comme un grand malheur dont j'espère que l'Etre suprême voudra bien nous préserver.

Signé, EMILIE SEX.

N° 17.

Twickenham, 2 mai 1845.

Monsieur, j'ai presque constamment fait usage d'Ervalenta depuis le mois de juillet dernier; elle a produit l'effet que j'en espérais, dès la première fois que j'en ai pris, et j'obtiens chaque jour le même résultat, sans avoir besoin de recourir à des purgatifs, ainsi que j'avais l'habitude de le faire chaque jour depuis sept ans. Avant d'avoir pris de l'Ervalenta, j'avais plusieurs maladies sérieuses qui provenaient d'une affection du foie; mais depuis lors, ma santé a éprouvé une amélioration réelle.

Signé, HARRIET MARLOW.

N° 18.

Norwich, 3 mai 1846.

Monsieur, je désire vous faire part que j'ai reçu votre circulaire.

J'ai acheté de votre Ervalenta et Mélasse pour ma femme, qui en a certainement retiré du bien.

Signé, R. WRIGHT.

N° 19.

Fernyhalgh, Preston, Lancashire; 2 mai 1845.

Messieurs, je suis heureux d'avoir à vous annoncer que l'Ervalenta et la Mélasse que je vous ai achetées il y a un mois pour un ami lui ont fait le plus grand bien, et j'espère que s'il continue à faire usage de cet aliment, il finira par rétablir sa santé. Je l'ai recommandé à un ou deux de mes amis, et je vous prie de m'envoyer deux paquets d'Ervalenta seulement, pour lesquels je vous transmets ci-joint un mandat de £ 1, 15 s.

Signé, le rév. GILLOW, prêtre catholique.

N° 20.

Deal, 7 mai 1845.

Monsieur, pour répondre à votre lettre du 30 du mois dernier, je vous dirai que je serai très content de me conformer à votre désir; mais comme je ne suis pas praticien particulier, je crains que mes amis n'aiment pas que leurs noms soient publiés. Pour moi, je recommande l'Ervalenta à mes amis et à tous les médecins qui me connaissent, parce que je regarde cette farine comme un aliment qui tend à produire le dégagement naturel des intestins, ce qui, dans mon opinion, est la clef de toutes nos maladies. J'ai été, pendant environ 48 années, Chirurgien et Adjudant dans la Marine de Sa Majesté. Je suis à présent en retraite; mais, pendant mon service, j'ai eu une très grande expérience dans ces dérangements de l'estomac et des intestins que votre Ervalenta ne peut manquer de guérir; et probablement je pourrai encore avoir recours à son usage, ne la regardant pas comme ayant échoué chez moi; mais l'ayant suspendu à cause d'une maladie compliquée que j'espère, en changeant le système du traitement, guérir dans la suite.

Vous avez la bonté de vouloir bien proposer de m'envoyer une bouteille de votre Mélasse; je vous en remercie; et sans doute je la trouverai comme vous l'avez décrite, car je ne m'en suis pas servi avec l'Ervalenta. Ayant été à Londres il y a quelques mois, j'ai recommandé votre Ervalenta à plusieurs des médecins mes amis qui demeurent là. Je crois cependant que vous contribueriez au bien public, si vous aviez des agents dans quelques-unes des grandes villes en Angleterre, en Ecosse et en Irlande; puisqu'il ne faut que l'expérience de l'Ervalenta, pour reconnaître le bien qu'elle fait.

Signé, JOSEPH DALLAWAY, Chirurgien de la Marine, en retraite.

N° 21.

Pertenhall, Kimbolton, Hants; 7 mai 1845.

Monsieur, vous me trouverez toujours prêt à rendre un témoignage complètement favorable de l'Ervalenta. J'ai été plus ou moins sujet à la constipation pendant le cours de ma vie, et aucun des divers purgatifs que j'ai employés n'a pu en triompher. Vos annonces m'ont donné l'idée d'essayer de votre remède, et le résultat a été des plus satisfaisants.

Je n'ai point trouvé l'Ervalenta suffisamment active sans la Mélasse; mais l'une et l'autre réunies n'ont pas tardé à me faire le plus grand bien, et au bout d'un mois je n'en ai plus pris qu'une fois par jour, au lieu de deux.

C'est un aliment si agréable que j'ai continué à en prendre à déjeûner plus longtemps qu'il ne l'eût fallu absolument, et ce n'est que parce que je suis absent de chez moi, que je n'en fais pas usage en ce moment. J'ajouterai que ce mode d'alimentation m'a fait l'effet de procurer une plus grande tranquillité d'esprit et de fortifier la mémoire.

Signé, le rév. TH. MARTYN.

N° 22.

Exeter, 8 mai 1845.

Monsieur, je m'empresse de vous informer, en réponse à votre lettre du 29 du mois dernier, que, si l'Ervalenta et la Mélassé ne m'ont pas complétement guéri de la constipation dont je souffrais depuis plusieurs années, elles m'ont cependant fait beaucoup de bien, et que je continue à en prendre.

Signé, F. FRANKLIN.

N° 23.

Chez le Lieutenant Halliwell, près de Bolton-le-Moor, Lancashire ; 30 juin 1845.

Messieurs, ayant été témoin des bons effets que l'Ervalenta a produits sur un de mes amis, je vous prie de m'en envoyer deux paquets, pour lesquels je vous transmets ci-joint un mandat.

Signé, J. L. HEATON.

N° 24.

Cinderford, Gloucestershire ; 31 décembre 1845.

Messieurs, je vous transmets ci-joint un mandat de 17 s 10 d, et je vous prie de m'envoyer aussitôt que possible un paquet d'Ervalenta. Le dernier a produit sur moi un effet surprenant et bien au delà de tout ce que je pouvais espérer.

Signé, Z. JOLLY.

N° 25.

Monsieur, la dame ne peut pas prendre plus d'une once d'Ervalenta à la fois ; mais cette quantité suffit pour la faire aller régulièrement à la selle après déjeuner, ce qu'elle n'avait jamais pu obtenir d'aucun purgatif.

Signé, JOHN STUART FORBES.

N° 26.

Billericay, Essex.

Monsieur, un ministre religieux des environs ayant obtenu de bons effets de l'Ervalenta, il nous a engagés à en essayer. Je vous envoie un mandat et je vous serai obligée de me faire parvenir un paquet le plus promptement possible.

Signé, Mad. FOTHERGILL.

N° 27.

PLUSIEURS CAS.

Cheltenham, 20 juin 1845.

Messieurs, j'ai reçu hier soir, à mon retour de Londres, la lettre obligeante que vous avez bien voulu m'adresser, ainsi qu'une caisse d'Ervalenta dont je vous remercie beaucoup.

J'ai obtenu les résultats les plus satisfaisants en conseillant l'usage de cette farine diététique à un grand nombre de malades que la torpeur de leur canal alimentaire forçait de recourir trop souvent à des aperitifs stimulants, et dont l'état réclamait par conséquent un genre spécial d'aliments à la fois nourrissants et capables de seconder l'action péristaltique des intestins. Je considère l'Ervalenta comme une nourriture excellente dans tous les cas où la constipation dépend uniquement d'un dérangement dans les fonctions, et je n'hésite point à en recommander l'usage préférablement à toutes les substances que j'ai pu ordonner jusqu'à ce jour pour le même objet.

Je suis donc tout disposé à continuer d'ordonner l'emploi de l'Ervalenta aux personnes qui souffrent d'une torpeur habituelle des intestins, et je vous autorise à faire connaître comme il vous plaira l'opinion favorable que de nombreuses expériences m'ont fait concevoir de l'efficacité de cette substance.

Agréez, Messieurs, etc.

HEN.-CH. BOISRAGON,
Docteur en médecine.

N° 28.

Chelthenham, 23 janvier 1846.

Messieurs, M. Jacques Fisher, de cette ville, a fait usage de l'Ervalenta pendant longtemps, et il désire le continuer, puisqu'il en éprouve beaucoup de bien.

Signé, A GARDNER.

N° 29.

31, Strand, Londres ; 22 juin 1846.

M. Heartly a essayé de l'Ervalenta de M. Warton, et elle a parfaitement répondu à son attente.

N° 30.

Norbiton Place, Kingston, Surrey ; 16 février 1846.

Mademoiselle Budledge prie Monsieur Youens de remettre au porteur un autre paquet d'Ervalenta. Elle en a obtenu d'excellents résultats, bien qu'elle n'en ait encore consommé qu'un seul paquet.

N° 31.

Waterford, Irlande ; 20 février 1846.

Monsieur, ayez la bonté de m'envoyer un autre paquet d'Ervalenta (c'est le troisième). Je n'hésite pas à dire qu'elle m'a rendu un trés grand service.

Je vous ai adressé trois ou quatre pratiques.

Signé, Pierse RONAYNE.

N° 32.

21 mars 1846.

Monsieur, l'Ervalenta que vous m'avez envoyée m'a fait beaucoup de bien. Je vous serai obligée de m'en envoyer un autre paquet, aussitôt que possible.

Signé, (Mad.) BURCHNALL.

N° 33.

Hull, 28 mai 1846.

Monsieur, je vous transmets ci-joint un mandat sur la poste de 17 s, 10 d pour un paquet d'Ervalenta que je vous prie de m'envoyer par le prochain convoi de marchandises. Celui que je vous ai pris, il y a quelque temps, a fait beaucoup de bien à madame Withecomb ; il est de fait que ses effets ont eu quelque chose de miraculeux. Depuis de longues années, elle était sujette à la constipation et ne pouvait aller à la selle qu'au moyen de purgatifs, et encore n'était-ce qu'avec beaucoup de peine ; mais, depuis qu'elle prend de l'Ervalenta, elle va tout naturellement à la selle tous les matins. Je suis prêt, quand il vous plaira, à rendre bon témoignage des effets surprenants de cette substance.

Signé, Th. WITHECOMB.

3, White Friars Gate.

N° 34.

31 juillet 1846.

Monsieur, vous m'avez écrit le 28 de ce mois pour vous informer de l'effet qu'a produit sur moi votre Ervalenta, et pour me prier de vous en donner un témoignage favorable. Je suis tout prêt à le faire, si mon suffrage peut influer sur la vente de ce produit. Je suis naturellement sujet à la constipation, et, depuis 1841, année où j'allai m'établir à l'université d'Oxford, jusqu'au moment où j'ai commencé à faire usage de l'Ervalenta, c'est-à-dire, il y a quatre mois, la constipation m'occasionnait de tels maux de tête que ce n'était qu'avec beaucoup de peine que je pouvais lire ou étudier. Ayant vainement essayé des purgatifs et des lavements, je me décidai, il y a quatre mois, à essayer de l'Ervalenta. Je commençai par en prendre à déjeûner et à souper pendant six semaines, et je ne tardai point à en obtenir d'excellents résultats. J'en prends maintenant à souper, et j'ai l'intention de continuer, me portant mieux que cela ne m'était arrivé depuis six ans. J'ajouterai que, depuis que je me sers d'Ervalenta, mes maux de tête ont tellement diminué que j'ai l'espoir de les voir cesser tout-à-fait avant peu.

Signé, Ch. DAVIS, *Vicar* de Chavenage, Gloucestershire.

N° 35.

1, South Street, Moor, Sheffield ; 30 juillet 1846.

Monsieur, je viens avec plaisir rendre témoignage des bons effets que produit sur moi l'Ervalenta depuis quatre mois, après quatorze ans de constipation plus ou moins opiniâtre. Je crois que votre préparation est propre à guérir complétement cette maladie, pourvu qu'on suive vos instructions.

Signé, W. SMITH.

N° 36.

Richmond, Surrey ; 25 juillet 1846.

Monsieur, votre agent, M. Youens, m'ayant conseillé de faire usage de votre Ervalenta, je considère comme un devoir de vous déclarer qu'elle m'a fait le plus grand bien. Les purgatifs que je prenais, depuis de longues années, n'avaient fait qu'aggraver la constipation dont je souffrais. L'Ervalenta m'en a délivré, et je puis maintenant me passer de tout médicament.

Signé, R.-S. HODGSON,
Prêtre catholique.

N° 37.

5, York Terrace, Leamington; 30 juillet 1846.

Monsieur, pour satisfaire à votre désir, j'ai pris deux paquets d'Ervalenta, pendant les trois derniers mois, et j'en ai éprouvé un soulagement très considérable; si bien que j'ai l'intention de la continuer : je l'ai aussi recommandée à d'autres personnes.

Signé, GEORGES FAIRHOLME.

N° 38.

Little , Harlow, 1 août 1846.

Monsieur, je considère comme un devoir pour moi de vous faire connaître le résultat d'un essai que j'ai fait de votre Ervalenta et de votre Mélasse sur une femme de la maison. La malade souffrait depuis plusieurs mois d'une constipation des plus *opiniâtres*, au point de faire craindre pour ses jours. Les remèdes qu'elle employait chaque jour, d'après l'ordonnance des premiers médecins de Londres, non-seulement ne lui procuraient *aucun soulagement*, mais *aggravaient* encore sa maladie. C'est au commencement de cette année qu'elle s'est mise à prendre de l'Ervalenta et de la Mélasse, conformément à vos instructions, et, sauf la première semaine, pendant laquelle elle prit de la tisane que vous ordonnez, jamais elle n'a éprouvé le besoin de recourir *à un médicament quelconque*. Elle a continué à prendre de l'Ervalenta pendant trois mois, non parce qu'elle le jugeait nécessaire, mais parce que cet aliment lui plaisait. Elle se porte aujourd'hui parfaitement et n'a pas la moindre crainte d'une rechute. Vous pouvez, Monsieur, faire de cette déclaration tel usage qu'il vous plaira, et compter que je ne laisserai échapper aucune occasion de faire connaître avantageusement votre inappréciable découverte.

Je profite de cette occasion pour attester la réussite parfaite de votre Ervalenta, dans le cas dont il s'agit.

Signé, (Le Rév.) G. HEMMING.

N° 39.

Hornby, Yorkshire; 7 août 1846.

Monsieur, ce n'est pas moi qui ai fait usage du paquet d'Ervalenta, mais madame Alderson, qui s'en est très bien trouvée. Cet aliment lui a paru tellement nourrissant et fortifiant, qu'elle continue à en prendre de temps en temps et toujours avec succès.

Signé, G. ALDERSON.

N° 40.

Islip, Thrapsthone, Northamptonshire; 31 août 1846.

Monsieur, m'étant absenté de chez moi, je n'ai reçu qu'hier, au presbytère de Wold, votre lettre du 27; sans cela je n'eusse pas tant tardé à vous répondre.

Ce n'est pas moi qui ai fait usage d'Ervalenta, mais ma femme, et je suis heureux de vous annoncer qu'elle s'en est parfaitement trouvée. L'*Ervalenta seule*, sans mélasse ni médecine d'aucune espèce, l'a guérie de la constipation dont elle était atteinte.

Signé, le Rév. W. WILLIAMSON.

N° 41.

Albion-Hôtel, Brighton; 31 août 1846.

Monsieur, il y a plusieurs mois que je n'ai pris d'Ervalenta; mais pendant tout le temps que j'en ai fait usage, j'ai été très satisfait de ses bons effets sur ma santé.

Signé, H. JAMES.

N° 42.

Londres, 1 septembre 1846.

Monsieur, l'usage de votre Ervalenta m'a fait beaucoup de bien. Au commencement, j'en ai pris deux fois par jour; mais maintenant je n'en prends plus que le matin. J'en ai tiré un double avantage; d'abord je me suis trouvé complétement guéri de l'indigestion permanente dont je souffrais depuis de longues années, malgré les ordonnances de plusieurs médecins et chirurgiens distingués; et ensuite, cette guérison m'a permis de traiter convenablement d'autres maux auxquels je suis sujet.

L'Ervalenta a fait aussi beaucoup de

bien à madame Hinton et à sa sœur. J'en ai conseillé l'usage à un de nos voisins, M. Brown, qui s'en est parfaitement trouvé.

Je suis étonné que les médecins de ce pays-ci vous suscitent des difficultés; mais je présume qu'elles ne peuvent être que d'une nature particulière, et qu'on ne saurait procéder judiciairement contre vous. Si le contraire arrivait, je considérerais comme un devoir pour moi de reproduire sous serment, devant n'importe quel tribunal, la déclaration qui précède.

Signé, le Rév. JAMES HINTON, maître ès-arts.

5, Grove Load, St John's Wood, Londres.

N° 43.

Knebworth, Stevenage, Herts; 1 septembre 1846.

Monsieur, je m'empresse de vous annoncer, en réponse à votre lettre, qu'un membre de ma famille a pris, il y a quelques mois, de votre Ervalenta comme aliment, et qu'il l'a trouvée agréable et saine; elle n'a pas tout-à-fait dispensé de recourir aux purgatifs, mais elle a paru soulager le malade qui souffrait auparavant d'une irritabilité des intestins et de coliques. Je dois dire qu'elle nous avait été recommandée par un ami qui avait pu, grâce à elle, renoncer complétement aux purgatifs.

Signé, le Rév. CH. PEARSON.

N° 44.

Colchester, 1 septembre 1846.

Monsieur, je m'empresse de vous informer, en réponse à votre lettre, que l'Ervalenta m'a fait beaucoup de bien. Je lui attribue complètement l'heureux changement qui s'est opéré dans ma santé; je puis maintenant me passer de toute espèce de purgatifs, et je me porte beaucoup mieux qu'auparavant; car, depuis de longues années, je n'avais cessé de souffrir de la dyspepsie et des maux qui l'accompagnent.

Madame Gorton s'en est aussi très bien trouvée, et j'ai conseillé à plusieurs de mes amis d'en faire usage. Je suis convaincu qu'employé convenablement, l'Ervalenta est propre à guérir toutes les maladies d'estomac en rétablissant les fonctions de cet organe, et en mettant ainsi les personnes habituées aux purgatifs en état de s'en passer complétement: le but que vous vous étiez proposé se trouve donc atteint.

Signé, TH. GORTON.

N° 45.

Wainfleet, 2 septembre 1846.

Monsieur, je vous annonce avec le plus grand plaisir que votre Ervalenta a produit, dans ma famille et sous mes yeux, les meilleurs effets sur une personne affligée de constipation opiniâtre, de maux de tête, et d'une faiblesse extrême. L'Ervalenta est à mes yeux un remède du plus grand prix.

Signé, J. PICKWORTH.

N° 46.

5, Brownlow Street, Bedford Row, (Londres); 18 septembre 1846.

Monsieur, je m'empresse de vous informer, en réponse à votre lettre du 15 de ce mois, que l'Ervalenta vient d'être, à ma connaissance, éminemment utile pour une maladie toute différente, je crois, de celles qui sont énoncées dans votre brochure.

Une jeune personne éprouvait depuis fort longtemps, dans les reins et au bas du dos, des douleurs qui provenaient probablement de faiblesse et de croissance rapide, et qu'aggravaient la fatigue et le froid. On consulta, au mois d'octobre dernier, un médecin distingué de Londres, qui, faute de renseignements suffisants, j'imagine, conclut d'après les symptômee à une affection rhumatismale et ordonna *vinum colchic et tinct hyoscami* deux ou trois fois par jour.

Après huit ou dix jours de ce traitement, les intestins qui, l'année précédente, étaient fort resserrés, se relâchèrent et devinrent très irritables pendant plus d'un mois, malgré l'emploi de la strychnine, de *hyoscyamus*, etc.; certains jours, la malade allait trois ou quatre fois à la selle, et d'autres fois elle restait constipée trois ou quatre jours de suite.

Ayant entendu parler de l'Ervalenta par le docteur Ashburner, je conseillai d'en faire usage suivant les instructions contenue dans votre brochure. L'effet ne s'en fit pas attendre; les douleurs et les inquiétudes de l'abdomen cessèrent aussitôt, l'irritabilité des intestins disparut, et leurs fonctions s'opérerent avec régularité.

Ce régime a été suivi pendant plusieurs mois, et aujourd'hui les intestins sont toujours dans l'état le plus satisfaisant, bien que l'usage de l'Ervalenta ait été suspendu depuis quelque temps.

Signé, J. BUXTON, M. D. M. R. C. S.

(Membre du Collége royal de Chirurgiens.)

P. S. Je regrette de ne pouvoir vous donner de plus amples détails.

N° 47.

High Street, Wotton Basset, Wiltshire; 15 septembre 1846.

Monsieur, je m'empresse de vous informer, en réponse à votre lettre, que je souffrais depuis douze ans d'une constipation qui m'occasionnait des hémorrhoïdes, de l'indigestion, de violentes douleurs d'entrailles et diverses autres maladies qu'il serait fastidieux d'énumérer. Une annonce de votre Ervalenta me tombant sous les yeux, je résolus d'en essayer, et, depuis six mois que j'en prends, je puis dire qu'elle m'a fait plus de bien que toutes les drogues dont j'avais fait usage depuis le commencement de mon infirmité. Mes intestins ont longtemps résisté à l'influence de l'Ervalenta; mais, en persévérant, je les ai amenés à remplir régulièrement chaque jour leurs fonctions. Je prends de l'Ervalenta à déjeuner et le soir. Je suis tout-à-fait délivré des hémorrhoïdes; ma santé est meilleure, j'ai repris des forces; mais ma langue est encore chargée, et ma digestion n'est pas tout-à-fait satisfaisante. J'espère qu'en un an ma maladie si opiniâtre qu'elle ait été, se trouvera complétement guérie.

Signé, W. MAPSON.

N° 48.

Boston (Amérique), 6 juin 1846.

Monsieur, j'ai sous les yeux votre lettre du 3 courant.

Je n'ai que deux paquets d'Ervalenta chez moi; il m'en faudra une nouvelle remise bientôt. L'Ervalenta continuera à se vendre; on est toujours content de ses effets. Le prix est le seul obstacle à son succès.

Signé, J.-S. HOUGHTON.

N° 49.

Monsieur Warton, j'ai beaucoup de plaisir à vous apprendre que j'éprouve un grand bien par l'emploi de votre Ervalenta Elle a certainement réalisé en moi les bons effets que vous promettiez dans votre traité.

Signé, GIBBONS MERLE.

Paris, rue Vivienne. 18; ce 19 juillet 1848.

N° 50.

Monsieur Warton, vous m'obligerez beaucoup en m'expédiant deux paquets de votre Ervalenta, car je trouve ma santé considérablement améliorée depuis que je prends votre remède. Pourriez-vous trouver le moyen de m'en envoyer une provision chaque trimestre en Océanie, pour laquelle je pars au mois d'août? Je désire en prendre six paquets avec moi.

Signé, J. W. STEPHENS.

11, rue Basse-Tultellerie; Boulogne-sur-Mer, 26 mars 1848.

N° 51.

Monsieur Warton, c'est avec beaucoup de plaisir que je vous informe du grand bien que j'éprouve depuis que je fais usage de votre excellente farine. Avant de prendre votre Ervalenta, ma santé était dans un état très indifférent pour un temps considérable, et j'étais constamment obligé d'avoir recours aux médicaments pour faciliter les évacuations. Je n'avais persévéré que peu de temps à prendre l'Ervalenta, quand les drogues ne m'étaient plus nécessaires, et ma santé était parfaitement rétablie.

Signé, EDOUARD CONWAY.

Elm Grove, Hammersmith; ce 28 août 1848. London.

N° 52.

Monsieur Warton, j'ai longtemps désiré savoir si une attestation de ma part, sur l'efficacité de l'Ervalenta, pouvait vous être utile; car c'est avec grand plaisir que je vous informe que ma femme s'en sert habituellement, et serait morte il y a un an, si elle n'en avait pas fait usage. Selon l'opinion de mon médecin, cette farine est le meilleur soulagement qui fut jamais pour la constipation.

Signé, WILLIAM ROSE BUILDER.

Worcester, Siiver Street,
ce avril 13th 1849.

N° 53.

Monsieur Warton, en vous remerciant pour les conseils que vous m'avez donnés sur ma nourriture, etc., ainsi que des questions que vous avez eu la bonté de faire sur ma santé. Je puis vous annoncer que les bons effets que je continue à éprouver de l'usage de l'Ervalenta n'ont point diminué, et que les changements étonnants qu'il a produits, en restaurant la régularité dans les fonctions digestives, ainsi que dans mes évacuations alvines, ont vraiment bien dépassé mes plus ardentes espérances.

Votre agent de Londres vous aura sans doute informé combien je fus grossièrement trompé par Du Barry et Cie, les propriétaires de cette vile et spurieuse imitation qu'on appelle Revelenta, dont on m'avait envoyé une boîte pour en faire l'essai. Ils eurent la hardiesse de m'assurer que c'était purement une production légumineuse sans mélange quelconque. Malgré tout ce qu'ils disaient, j'ai trouvé que, selon les analyses des docteurs Ure et Ryan. il contient des drogues : donc. ce qu'ils ont avancé ne sont que des mensonges. Cependant j'en fis usage trois différentes fois, mais les effets en furent tellement violents, j'eus de telles coliques et je fus si purgé, que j'en devins malade. Je trouvai aussi qu'une de mes parentes, qui désirait prendre l'Ervalenta, s'était malheureusement procurée du *Revelenta;* mais après s'en être servie trois ou quatre jours, cette farine eut le même effet sur elle que sur moi, et l'obligea de garder le lit pendant plusieurs jours.

Indépendamment des mauvaises suites que cause le Revelanta, elle est plus coûteuse et demande plus de soins en le faisant cuire que l'Ervalenta, et ne ressemble d'ailleurs nullement à cet agréable et délicieux aliment : c'est au contraire une préparation dégoûtante qui ne mérite pas même de servir de nourriture aux pourceaux.

Signé, FRANÇOIS FENWICK.

Ulgham house, Morpeth, Northumberland, ce 9 jan. 1849.

APPENDICE.

SECTION I.

Publication de temps en temps des Cures authentiques opérées par la Méthode alimentaire.

Pour mettre le public à même de reconnaître l'efficacité de la Méthode alimentaire pour la diminution de la maladie parmi les hommes, nous nous proposons de publier de temps en temps un échantillon des cures authentiques qui auront été opérées par ce moyen. A cet effet, nous invitons tous les médecins qui ordonnent l'Ervalenta et la Mélasse Warton à leurs malades, ainsi que toutes les personnes qui font usage de ces substances, de nous communiquer en détail les cures qu'elles auront obtenues, ou dont elles auront été témoins (*a*). Nous demandons avec instance qu'on

---

(*a*) Il serait à désirer que les attestations qui nous seront transmises, relativement à la Méthode Alimentaire portassent sur un ou plusieurs des points suivants :

Les effets,

1. Sur les petits enfants, soit malades, soit maladifs, soit en bonne santé ;
2. Lorsqu'il forme une partie de la nourriture des personnes âgées, soit malades, soit infirmes, soit de bonne santé ;
3. Sur les jeunes personnes délicates ;
4. Sur les femmes qui sont dans un état de débilité ;
5. Sur la faiblesse en général ;
6. Sur l'accroissement des forces musculaires et le développement du corps ;
7. Sur l'appétit faible ou éteint ;
8. Sur l'insomnie pendant les heures de repos ;
9. Sur les somnolences fréquentes pendant les heures d'activité ;

veuille bien nous permettre d'ajouter à ces attestations le nom et l'adresse des personnes qui nous les auront transmises; mais toutes les fois que cette faculté nous sera refusée, nous respecterons religieusement la volonté des correspondants.

Les personnes qui nous fourniront des renseignements de ce genre, et surtout celles qui ne nous refuseront pas leur nom et leur adresse, auront souvent la douce satisfaction de contribuer à rappeler un malade à la santé et un mourant à la vie; de rendre au

---

10. Sur les maux de tête habituels;
11. Sur les mauvaises digestions;
12. Sur les vents d'estomac;
13. Sur l'acidité de l'estomac;
14. Sur les douleurs fréquentes d'estomac;
15. Sur les maladies d'estomac en général;
16. Sur la constipation;
17. Sur la diarrhée, ou relâchement de l'évacuation alvine;
18. Sur la dyssenterie, ou évacuation de sang par les intestins;
19. Sur les maladies d'intestins en général;
20. Sur les maladies de foie;
21. Sur les affections du système nerveux et du cerveau;
22. Sur la mélancolie et l'hypochondrie;
23. Sur les personnes menacées ou atteintes de phthisie pulmonaire;
24. En retardant ou en empêchant les attaques d'apoplexie;
25. Sur la goutte;
26. Sur le rhumatisme;
27. Sur l'épilepsie;
28. Sur les hémorrhoïdes;
29. Sur la contraction fixe du rectum;
50. Sur la descente du rectum;
31. Sur la difficulté d'uriner;
32. Sur l'incontinence d'urine;
33. Sur les éruptions cutanées;
34. Sur l'extinction des maladies compliquées;
35. Sur les maladies chroniques en général;
36. Sur les maladies qui ont résisté à toute autre espèce de traitement;
37. Sur la convalescence.

mari sa femme, au père son enfant, aux enfants leur mère chérie; de faire tomber promptement en désuétude des méthodes de traitement qui, au lieu de guérir la maladie, ne font souvent que la perpétuer; qui, au lieu de soulager l'humanité souffrante, prolongent ses misères; qui, au lieu de rétablir la santé, conduisent trop souvent vers le tombeau.

Ce n'est que longtemps après avoir fait connaître au public les propriétés de l'Ervalenta et de la Mélasse Warton, que nous avons pu obtenir une attestation signée d'une personne qui avait, à notre connaissance, éprouvé un remarquable soulagement de l'emploi de ces substances. Cette répugnance a retardé pendant deux ans la propagation de la Méthode alimentaire, et par conséquent les effets bienfaisants qu'elle aurait produits dès l'origine sur tant d'individus qui se trouvaient dans un état de souffrance. Presque tout le monde exigeait, pour être convaincu, qu'on produisît des attestations de guérisons, et personne ne voulait fournir l'attestation de sa guérison, pour convaincre les autres; ou du moins on refusait les *noms* et les *adresses*, tandis que ces accessoires sont indispensables pour que les attestations aient quelque utilité. Cette répugnance provenait de ce qu'il s'agissait de la constipation et des autres affections des organes digestifs; mais du moment qu'on sait que tant de maladies proviennent de dérangement dans les fonctions de ces organes, on ne doit pas s'excuser facilement de témoigner publiquement d'un fait qui peut adoucir les souffrances de ses semblables. Nous osons donc espérer que cet appel sera entendu.

SECTION II.

Contrefaçons nombreuses. — Indices pour les reconnaître.

Pour celui qui cherche le soulagement ou la guérison d'une maladie par l'emploi de l'Ervalenta, ou de l'Ervalenta et de la Mélasse Warton, il est important de connaître, si ce qu'on lui offre pour ces substances, *en est réellement* ou non; car si ce n'en était pas, il ne pourrait espérer ni d'être guéri ni soulagé, même il s'exposerait à voir sa santé ruinée pour la vie.

Le portrait que nous venons de faire d'un contrefacteur n'est exagéré en rien : pour s'en convaincre, il suffit de consulter les annales de la police correctionnelle, soit de la capitale, soit des villes de province.

Si l'application de ces réflexions aux objets contrefaits en général n'est pas imaginaire, combien n'est-elle pas plus juste à l'égard de l'Ervalenta et de notre Mélasse ! — substances qui se prêtent *de toute manière* à l'art funeste des contrefacteurs ?

Sans que nous fournissions des INDICES *certains et faciles* pour mettre tout le monde à même de distinguer *infailliblement* l'Ervalenta et la Mélasse Warton qui sont véritables de celles qui sont fausses, il n'y a presque personne qui puisse se protéger contre les imitations frauduleuses de ces deux substances.

Ces *indices* sont au nombre de six :

1° Notre *signature* sur chaque paquet d'Ervalenta et sur chaque bouteille de Mélasse, ainsi écrite :

Warton.

2° Notre cachet sur chaque paquet et sur chaque bouteille, comme ci-contre :

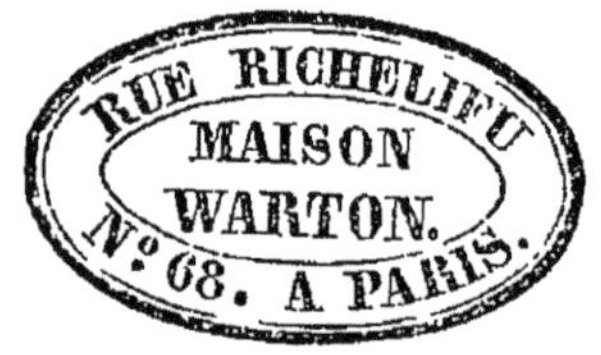

C'est avec ce cachet, qui donne une impression en creux (*et non en relief comme d'ordinaire*), que chaque paquet d'Ervalenta et chaque bouteille de notre Mélasse sont scellés.

3° Les noms d'*Ervalenta* et de *Mélasse Warton* sur le paquet de l'un et sur la bouteille de l'autre.

4 Notre cachet dans son état *intact* sur chacun des deux objets.

5° Le paquet *plein* et son enveloppe *intacte*.

6° La corde de la bouteille de la Mélasse dans son état *entier*, c'est-à-dire sans avoir été *coupée* ou séparée du cachet.

Une lecture attentive de tous ces *indices de vérité* fera reconnaître que jamais l'on ne doit acheter, comme Ervalenta ou Mélasse Warton, les substances que, dans les pharmacies ou ailleurs, on peut vendre *à petits poids*, *ou en portion de paquet ou de bouteille.*

Dans diverses villes de France, il y a des *pharmaciens* qui se sont faits contrefacteurs de l'Ervalenta; qui fournissent aux personnes souffrantes qui ont le malheur de s'adresser à eux, tout autre chose que l'Ervalenta qu'ils affirment tirer de chez nous, et qu'ils se font payer comme telle.

Aurait-on jamais cru pouvoir trouver parmi le corps des pharmaciens, qui ont été auprès du ministère public *les instigateurs* de notre procès,— des pharmaciens qui vendraient non pas l'Ervalenta elle-même, mais *comme Ervalenta* ce qui n'en était pas;—non pas les substances saines, ou au moins celles qui *ne pouvaient pas nuire*, mais des substances qui sont véritablement pernicieuses, ou qui peuvent même ruiner la santé? Aurait-on jamais cru que la fraude de ces individus aurait commencé *aussitôt que* la Cour royale de Paris eut prononcé définitivement en notre faveur, et après nous avoir renvoyé de toute plainte?

Mais il faut aussi avertir le public de se tenir sur ses gardes contre l'achat des contrefaçons de l'Ervalenta provenant d'individus qui prétendent pouvoir fournir cette substance pure et véritable, en donnant pour raison qu'*ils ont été employés dans notre Maison.* Comme, pour les personnes éclairées, avoir été employé dans notre Maison ne prouverait jamais que ces individus ont plus de connaissance de la *nature intime* de ces deux produits que ceux qui n'y sont jamais entrés, nous aimons à croire que les marchandises qu'elles peuvent offrir au public, rencontreront le même refus de sa part, que celles des *pharmaciens-contrefacteurs*, dont nous nous sommes occupés principalement dans cette section.

FIN.

Paris.—Imp. de Mme Smith, rue Fontaine-au-Roi, 14 ter.

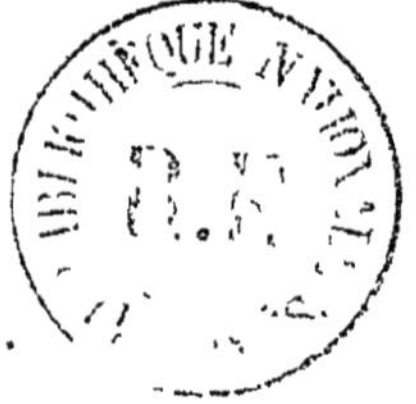

accordons aux libraires, comme bénéfice sur les paquets de l'Ervalenta et sur les bouteilles de Mélasse, ne fait que les récompenser *tout simplement* de leurs peines, et, par conséquent, ne suffit nullement pour les mettre à même de supporter, sur un paquet de l'Ervalenta ou sur une bouteille de la Mélasse (*objets si volumineux et si lourds, relativement à la modicité de leur prix)*, aucune partie des frais de transport, de caisse d'emballage, etc. C'est pourquoi les libraires ajoutent toujours ces frais aux prix de Paris, que nous avons cotés à la page 3 de cette couverture.

Les frais qu'ajoutera le libraire aux prix de Paris, pour pouvoir rentrer dans ses déboursés de transports, etc, etc., seront, pour un paquet de l'Ervalenta, *environ* comme il suit:

Pour une ville	de 10 à 20 lieues de Paris	1 fr.	75 c.
—	de 20 à 37 1/2	2	»
—	de 37 1/2 à 55	2	25
—	de 55 à 75	2	50
—	de 75 à 100.	3	»
—	de 100 à 125	3	50
—	de 125 à 150.	3	75
—	de 150 à 187 1/2	4	»

Les frais qu'ajoutera le libraire sur une bouteille de Mélasse seront plus élevés, peut-être de 40 cent., qu'ils ne le seraient sur un paquet de l'Ervalenta : la raison en est dans la nécessité où se trouve le libraire de faire emballer la Mélasse dans une caisse à part, de crainte qu'étant emballée avec d'autres marchandises, et la bouteille venant à se casser, ces marchandises ne soient détériorées.

Il y a beaucoup de libraires qui tiennent toujours en magasin les paquets de l'Ervalenta et les bouteilles de Mélasse Warton ; car *il a été reconnu*. lors de notre procès devant la Cour royale de Paris, *que ces objets ne sont pas du domaine de la pharmacie*. Mais ces libraires ne peuvent jamais fournir aucun de ces articles sans ajouter au prix de Paris les frais pour le transport, etc., etc , que nous venons d'indiquer.

En faisant venir de Paris, par les libraires, les paquets de l'Ervalenta et les bouteilles de Mélasse, il y a un avantage pour le consommateur ; c'est qu'il les reçoit plus promptement que par tout autre commerçant, parce que ce sont les libraires qui ont les rapports les plus fréquents et les plus réguliers avec Paris. Pour les frais de transport chez les libraires, ils ne sont pas plus élevés que chez les autres commerçants, et, en bien des cas, ils sont moins élevés.

Les libraires ne feront payer que les deux tiers ou un peu plus de la moitié des frais que nous avons indiqués dans la table (page 3 de cette couverture), quand ils recevront de Paris des ballots très lourds, et par des moyens de transport bien plus lents, mais beaucoup moins coûteux.

Comme plusieurs libraires nous ont fait la demande d'un dépôt de l'Ervalenta et de la Mélasse, il convient ici d'avertir la librairie en général que nous ne donnons *plus* de dépôts.

Il faut ajouter encore que nous ne faisons pas d'affaires directement avec les libraires de province, mais seulement par la voie de leurs commissionnaires à Paris. Nous invitons, en conséquence, les libraires de province qui pourraient n'avoir pas reçu notre circulaire relative à la remise que nous leur accordons sur les paquets de l'Ervalenta et sur les bouteilles de la Mélasse, nous les invitons, disons-nous, à faire la demande d'un exemplaire de cette circulaire. Nous leur faisons cette invitation dans leur propre intérêt, c'est-à-dire, pour empêcher qu'aucune Maison à Paris, à laquelle ils pourraient donner commission de prendre l'un ou l'autre de ces articles chez nous, ne soit à même de leur enlever la moindre partie du bénéfice que nous leur accordons. Nous les prions d'affranchir leurs lettres de demande, parce que, comme nous refusons toutes celles non affranchies, les leurs seraient nécessairement refusées aussi ; par compensation nous affranchirons notre réponse.

Quand on nous fait une commande pour être expédiée par les *Messageries*, nous recouvrons par remboursement, si le consommateur le désire ; mais si la commande doit être expédiée par le *roulage*, soit accéléré, soit ordinaire, nous ne recouvrons pas par remboursement ; c'est pourquoi, dans ce dernier cas, il faut nous envoyer, avec la commande, un billet à présentation sur une Maison de Paris, ou un bon sur la poste pour le paiement.

Paris.—Typographie de Mme SMITH, rue Fontaine-au-Roi, 14 ter.

www.ingramcontent.com/pod-product-compliance
Ingram Content Group UK Ltd.
Pitfield, Milton Keynes, MK11 3LW, UK
UKHW022125260726
13993UKWH00003B/1236